novas buscas
em psicoterapia

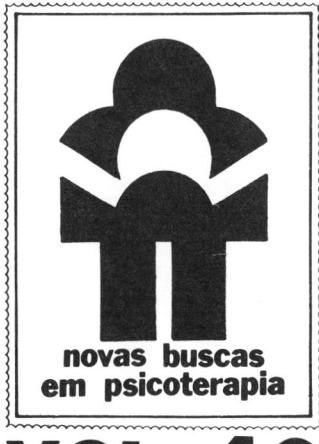

VOL. 40

Dados de Catalogação na Publicação (CIP) Internacional
(Câmara Brasileira do Livro, SP, Brasil)

Caracushansky, Sophia Rozzana
A terapia mais breve possível : avanços em práticas psicanalíticas / Sophia Rozzana Caracushansky. — São Paulo : Summus, 1990. — (Novas buscas em psicoterapia ; v. 40)

Bibliografia.
ISBN 85-323-0373-0

1. Psicanálise 2. Psicoterapia breve I. Título. II. Série.

90-0287

CDD-616.8914
-616.8917
NLM-WM 420

Índices para catálogo sistemático:
1. Psicanálise : Medicina 616.8917
2. Psicoterapia breve : Medicina 616.8914

novas buscas
em psicoterapia

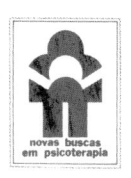

A TERAPIA MAIS BREVE POSSÍVEL

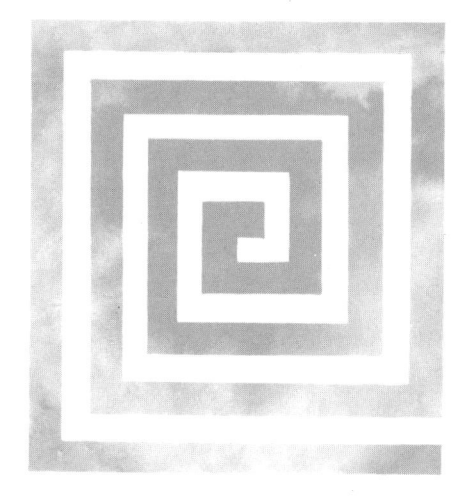

AVANÇOS
EM PRÁTICAS
PSICANALÍTICAS

SOPHIA ROZZANNA CARACUSHANSKY

summus editorial

A TERAPIA MAIS BREVE POSSÍVEL
Avanços em práticas psicanalíticas
Copyright © 1990
by Sophia Rozzanna Caracushansky

Capa:
Ruth Klotzel

Impresso na Gráfica Sumago

Proibida a reprodução total ou parcial deste livro, por qualquer meio e sistema, sem o prévio consentimento da Editora.

Direitos desta edição
reservados por
SUMMUS EDITORIAL LTDA.
Rua Itapicuru, 613 – 7º andar
05006-000 – São Paulo, SP
Tel.: (11) 3872-3322
Fax: (11) 3872-7476
http://www.summus.com.br
e-mail: summus@summus.com.br

Impresso no Brasil

NOVAS BUSCAS EM PSICOTERAPIA

Esta coleção tem como intuito colocar ao alcance do público interessado as novas formas de psicoterapia que vêm se desenvolvendo mais recentemente em outros continentes.

Tais desenvolvimentos têm suas origens, por um lado, na grande fertilidade que caracteriza o trabalho no campo da psicoterapia nas últimas décadas, e, por outro, na ampliação das solicitações a que está sujeito o psicólogo, por parte dos clientes que o procuram.

É cada vez maior o número de pessoas interessadas em ampliar suas possibilidades de experiência, em desenvolver novos sentidos para suas vidas, em aumentar sua capacidade de contato consigo mesmas, com os outros e com os acontecimentos.

Estas novas solicitações, ao lado das frustrações impostas pelas limitações do trabalho clínico tradicional, inspiram a busca de novas formas de atuar junto ao cliente.

Embora seja dedicada às novas gerações de psicólogos e psiquiatras em formação, e represente enriquecimento e atualização para os profissionais filiados a outras orientações em psicoterapia, esta coleção vem suprir o interesse crescente do público em geral pelas contribuições que este ramo da Psicologia tem a oferecer à vida do homem atual.

NOVAS BUSCAS EM PSICOTERAPIA
SÉRIE B: NOSSAS BUSCAS

Nossas Buscas deseja se constituir num espaço aberto a ser preenchido por publicações de autores nacionais. Sem negar as dimensões universais dos problemas humanos, que independem de contingências históricas e culturais, Nossas Buscas quer deter-se sobre a maneira específica como está acontecendo entre nós a psicoterapia.

Sem se negar a autores mais antigos e mais publicados, aspira privilegiar as gerações de psicoterapeutas formados nestes últimos vinte anos. Tais gerações são oriundas das anteriores. Devem-lhes muito. É necessário que paguem esta dívida. Sobretudo, andando com as próprias pernas, pensando com a própria cabeça. Transformando em frutos o que receberam em gérmen.

Sem se tornar um veículo de modas, Nossas Buscas pretende fazer com que a atualidade em psicoterapia seja mais perceptível. Com seus erros e acertos. Facilitar a passagem do que vem para passar, possibilitar a fixação do que vier para ficar. Nossas Buscas é um desafio aos psicoterapetuas que estão em atuação.

Cresce o número de pessoas que procuram a psicoterapia. Para tentar resolver suas dificuldades e para ampliar suas possibilidades de viver. A estas pessoas se dedica, e se oferece como fonte de informação esta série B: Nossas Buscas em Psicoterapia.

ÍNDICE

Prefácio 11
Introdução 13
PARTE I: A FUNDAMENTAÇÃO PSICANALÍTICA 17
Aula I   – Sintoma e causa 19
              1. O papel da fixação 21
              2. Função do sintoma 22
              Resumo 23
Aula II   – Fases do desenvolvimento emocional 25
              1. O desenvolvimento psicossexual, segundo
                 Freud 26
              2. Desenvolvimento da criança segundo Klein 32
              3. A fase oral como o pilar da
                 personalidade 37
              Resumo 39
Aula III   – A função materna no desenvolvimento
                emocional 42
              1. Autismo normal 43
              2. Simbiose normal 43
              3. O treinamento 45
              4. Reaproximação 47
              5. A função da mãe na literatura
                 psicanalítica em geral 50
              Resumo 51
Aula IV   – A função do pai no desenvolvimento
                emocional 53
              1. As idéias de Freud a respeito do papel da
                 figura paterna na formação do superego . 54
              2. As contribuições de Klein 56
              Resumo 58
Aula V–   Relação terapeuta-paciente e a prática
                psicanalítica 60
              1. Transferência e contratransferência 60

	2. Projeção e introjeção: dois mecanismos de defesa	62
	3. A resistência	63
	4. A contratransferência	64
	5. A neurose de transferência	65
	6. Contribuições de vários autores	66
	Resumo	68
Aula VI	– A modificação da personalidade	69
	Resumo	73
Aula VII	– Critérios de "cura" em psicanálise	74
	1. Um quadro conceitual para entender o encerramento	74
	2. Condições de alta	77
	Resumo	78

PARTE II: FILOSOFIA DE TRATAMENTO: EXTENSÕES DA VISÃO PSICANALÍTICA . 81

Aula VIII	– Vida instintiva, relações objetais e sintomas ..	83
	1. Ampliação da teoria dos instintos por autores freudianos modernos	84
	2. Contribuições de autores não pertencentes às sociedades científicas freudianas	85
	3. Relações Objetais	88
	Resumo	90
Aula IX	– O contrato terapêutico e a importância do "setting" psicoterápico	91
	1. O contrato terapêutico	91
	2. O "setting" psicoterápico	101
	Resumo	103

PARTE III: JUSTIFICATIVA PARA UMA ABORDAGEM ECLÉTICA . 105

Aula X	– Classificação das psicoterapias	107
	1. Definição de psicoterapia	107
	2. Diversificação progressiva em psicoterapia	108
	3. Classificação de sintomas	109
	4. O conceito de sintoma e o desenvolvimento das escolas em psicoterapia	111

	5. Terapias sintomáticas e terapias causais...	111
	6. Pontos fracos e fortes das várias abordagens	114
	7. Uma classificação das terapias	115
	Resumo	116
Aula XI	– Aspectos comuns às várias psicoterapias	119
	1. Pontos divergentes	120
	2. Visão eclética	121
	3. A mecânica da mudança em psicoterapia eclética...	122
	4. A resistência	124
	Resumo	124
Aula XII	– Contribuições de Jung..............................	127
	1. O passado da espécie e a influência da cultura	129
	2. Os ciclos de evolução...........................	130
	3. A influência da cultura herdada no inconsciente pessoal	132
	4. O inconsciente coletivo........................	133
	5. As quatro funções psíquicas.................	134
	6. As funções psíquicas e a individuação.....	135
	7. Ecletismo ou terapia junguiana?............	137
	Resumo	137
Aula XIII	– De Freud a Jung: Uma visão global e resumida da escola desenvolvimentista junguiana, de nossa abordagem e do que é chamado de "ecletismo integrado" por autores freudianos	139
	Uma abordagem terapêutica focal e junguiana	145
	Resumo	151

PARTE IV: UM MODELO INTEGRADO PARA
A TERAPIA MAIS BREVE POSSÍVEL................. 153

Aula XIV	– A primeira entrevista em psicoterapia...........	155
	1. Estabelecendo o relacionamento............	156
	2. Adquirindo noção da problemática.........	160
	3. Colhendo dados suplementares	162
	4. Definindo o foco	164
	5. Optando pelo paciente	165
	6. Deixando-se conhecer e informando	165
	7. Estruturando a terapia	166
	8. Aspectos práticos	168

	9. Comparando com a primeira entrevista em psicanálise	169
	Resumo	170
Aula XV	– O vínculo terapeuta-paciente	171
	1. Manipulação da transferência	173
	2. Evitação	174
	3. Apoio	174
	4. Controle	175
	5. Utilização da dependência	176
	6. Visão psicanalítica	176
	Resumo	178
Aula XVI	– Intervenções no decorrer da psicoterapia	181
	1. Interpretação	181
	2. Algumas formas de orientação e aconselhamento	182
	3. O desabafo	185
	4. Operações terapêuticas elucidativas	185
	5. Técnicas educativas	188
	6. Técnicas projetivas	189
	7. Condicionamento operante	189
	8. O trabalho com sonhos	189
	Resumo	191
Aula XVII	– A função dos sonhos	192
	1. A função dos sonhos e sua origem	193
	2. O papel propriamente dito dos sonhos em psicoterapia	194
	3. Os sonhos no processo psicoterapêutico	198
	Adendo	203
	Resumo	204
Aula XVIII	– O encerramento	206
	1. Um estudo das condições em que ocorre o encerramento	207
	2. Técnicas para lidar com o encerramento	211
	Resumo	212
Referências bibliográficas		215

PREFÁCIO

A Dra. Sophia Caracushansky não necessita de minhas apresentações. Ela se apresenta com notória e vasta contribuição à psicoterapia através de publicações de livros, artigos de revistas, participações em congressos, atividades didáticas e profissionais. Seu envolvimento com o enfoque junguiano e a análise transacional são conhecidos e reconhecidos tanto no Brasil quanto no exterior. Suas referências à psicoterapia breve trazem, também, subsídios de largo alcance, como divulgadora, sistematizadora e inovadora na área.

Ela regressa a público, agora com seu livro *A terapia mais breve possível*, destinado à prática da psicoterapia. A intenção consiste em ajudar o paciente em curto espaço de tempo. Penso, porém, que o sentido deste livro está em ajudar o psicoterapeuta principiante por meio da transmissão de noções e conceitos básicos, formulados em linguagem clara, simples e concisa. É utilíssimo para a compreensão dos fundamentos da psicanálise e da psicoterapia de orientação analítica, naquilo que os especialistas habitualmente denominam "técnica". A autora possui a rara habilidade de ser didática e, ao mesmo tempo, revelar pontos cruciais e imprescindíveis à formação básica do psicoterapeuta. Sua forma leve, franca e direta de dizer as coisas remete o leitor a um universo de significados psicanalíticos de grande relevância.

O conteúdo da obra é estruturado ao jeito de aulas, de sorte que o assunto se inicia pelas noções mais comuns (como as de sintoma e desenvolvimento emocional), indo até as mais complexas e difíceis (incluo, aqui, noções sobre as quais há consideráveis divergências entre os autores). Noto, porém, a presença constante dos elementos essenciais da psicanálise, a saber, o inconsciente e a transferência — mesmo quando a autora se revela eclética e defensora de terapias suportivas. Isto mostra o quanto a psicanálise é em si mesma uma abordagem flexível e adaptável a diferentes circunstâncias, sem perder as características que lhe conferem uma identidade própria, inconfundível. A terapia breve de Sophia Caracushansky corresponde ao uso de procedimentos não colidentes entre si, visando indicar ao profissional uma gama de oportunidades de escolha daquilo que é apropriado para lidar com angústias de determinado paciente, em momentos peculiares de sua vida. Nessas condições, as escolhas terapêuticas dependem prioritariamente de avaliações globalísticas face a cada caso em particular.

No percurso da leitura do livro, temos a oportunidade de conviver com as idéias de Freud, Melanie Klein, Winnicott, Mahler, Spitz e outros, que são reinterpretadas à luz do longo e paciente trabalho da autora durante seus muitos anos de leituras e experiências de atendimento psicoterapêutico. Ela distingue pormenorizadamente qual a contribuição específica de cada pesquisador e estudioso dos fenômenos psíquicos. Além disso, busca uma conciliação destes com as teorias de Jung e de Berne. São esforços de ecletismo integrativo.

A discussão de temas polêmicos é feita apresentando-se as diferentes facetas das situações, de modo a deixar ao leitor um cabedal de informações e amplo espaço para tirar suas próprias conclusões. De fato, como disse Demócrito, "a verdade está no fundo dos abismos". Neste caso são abismos explorados por Sophia Caracushansky com dedicação e transformados até os limites de sua proposta de tornar o assunto acessível aos psicoterapeutas principiantes e ao público em geral.

Walter Trinca
Professor Titular do Instituto de Psicologia
da Universidade de São Paulo.

INTRODUÇÃO

Na abordagem das diversas práticas psicoterapêuticas do mundo de hoje, surge-nos logo uma pergunta: qual a duração da terapia mais breve possível? No caso de um determinado paciente, a terapia mais breve possível foi de dez anos. Se não tivéssemos introduzido uma série de medidas com o intuito de acelerar o processo, teria durado vinte.

Há, entretanto, casos que, com a introdução das práticas psicoterapêuticas de que trata esta obra, puderam ser ajudados até em quarenta sessões. Note-se que estamos falando de terapias reconstrutivas, aplicáveis principalmente a casos em que a duração do tratamento seria um problema insuperável, ou em que o terapeuta não tivesse preparo ou disponibilidade interior para trabalhar a um nível máximo de profundidade.

A terapia mais breve possível constitui, na realidade, uma síntese organizada de muito do que o psicólogo aprendeu na faculdade e que, inicialmente, ficou mais ou menos desalinhavado em sua cabeça.

Este livro pode ser também utilizado como um manual de psicoterapia, pois apresenta uma visão global dos seus aspectos mais significativos, e de contribuições de várias linhas, as quais passam a ser mutuamente comparadas. Procedimentos técnicos propostos por muitas delas são integrados em torno de uma orientação teórica central, calcada em Freud e Jung, orientação esta que costuma caracterizar a escola desenvolvimentista junguiana. Os procedimentos técnicos que lhe são agregados visam, no caso, não só simplificar, em certa medida, o trabalho do psicoterapeuta, como também acelerar o desaparecimento dos sintomas, enfraquecê-los logo de início, facilitando assim o manejo das mudanças de base.

Não se trata de uma panacéia, pois sabemos que nem sempre esforços para abreviar o processo psicoterápico são indicados e, muitas vezes, sequer viáveis, e há casos em que tais esforços acabariam inevitavelmente aliando-se aos mecanismos de "resistência" do paciente.

Esta obra é de interesse para os profissionais que exercem a psicoterapia em hospitais, cadeias, instituições públicas e, por conseguinte, enfrentam o desafio de prestar uma ajuda ao seu paciente num espaço de tempo relativamente curto. Destina-se também aos que iniciam a prática clínica em seus consultórios e desejam conciliar as várias técnicas e recursos que aprenderam nas faculdades, de forma pragmática, em benefício do paciente. E pode ser de auxílio, ainda, ao aluno que aprende várias orientações concomitantemente, ou que precisa organizar suas idéias e encontrar fontes bibliográficas para apresentar um projeto de tese.

As aulas aqui descritas fizeram parte dos cursos de formação de psicoterapeutas que vimos realizando através de entidades científicas e também do nosso Seminário Avançado de Técnicas Psicoterápicas, em São Paulo. Contudo a sua assimilação não requer necessariamente um curso adicional. A simples leitura do livro será suficiente para alguns terapeutas formados e com certa experiência. O jargão técnico é evitado na medida do possível, tornando-o assim acessível a terapeutas de qualquer linha e talvez, até, de leitura amena para profissionais de outras áreas, versados em psicologia.

A obra se inicia recordando alguns conceitos freudianos básicos. A seguir desenvolve uma filosofia de tratamento pragmática e passa a discutir o ecletismo em psicoterapia, para — por fim — adotar as contribuições de escolas junguianas compatíveis com essa filosofia. Enfatiza, assim como essas escolas, a importância do processo de individuação que, de uma forma ou outra, designado assim ou não, em maior ou menor grau, terá de ocorrer em toda terapia reconstrutiva que venha a surtir efeito.

A teoria da individuação é descrita em linhas gerais e em suas aplicações às práticas psicoterapêuticas.

A parte final da obra trata de procedimentos técnicos, na primeira entrevista, no decorrer da psicoterapia e no seu encerramento, oriundos de várias fontes, mas coerentes com a orientação teórica central.

A importância do vínculo e da relação terapeuta-paciente em nenhum momento é deixada de lado. Abordamos assim um campo cuja utilidade é hoje, mais do que nunca, fundamental. Na insegura sociedade em que vivemos, a saúde mental desempenha um papel cada vez mais decisivo, enquanto os problemas emocionais se agravam em progressão. O número de profissionais para tratá-los cresce vertiginosamente, mas carece-se, ainda, de uma estrutura adequada de formação de terapeutas, dependendo esta, em grande parte, do esforço de cada profissional para buscá-la em várias fontes.

Neste cenário, o presente livro pretende ser uma útil gota no oceano.

PARTE I
A FUNDAMENTAÇÃO PSICANALÍTICA

Aula I
SINTOMA E CAUSA

A forma mais pragmática de definir sintoma é como manifestação externa de um processo psicodinâmico. O entendimento desse conceito envolve a capacidade de diferenciar o que é visível no comportamento daquilo que se passa no mundo psíquico.

O sintoma é o visível. É um fenômeno uno, concreto e observável. A causa envolve um complexo entrelaçamento de processos psicológicos não aparentes, decorrente de frustrações e/ou traumas em determinada etapa do desenvolvimento infantil.

Até a década de 70, a tendência era localizar as causas na fase oral, anal ou genital. Assim, por exemplo, os excessos alimentares estariam ligados à fase oral, a obsessão de limpeza à fase anal e a ninfomania à fase genital.

Com o desenvolvimento das pesquisas psicanalíticas passou-se a considerar que a primeira origem dos problemas psicológicos deveria ser atribuída à fase oral, embora pudesse haver repercussão e até fixação nas fases posteriores. A configuração da neurose propriamente dita se daria durante a vivência do Complexo de Édipo em meio à fase genital, embora o quadro referencial já viesse esboçado desde a fase oral.

Mahler *et al.* (1975) demonstram através de pesquisas laboratoriais que o processo de separação da mãe e de individuação se desenvolve ao longo da fase oral e apresenta varias etapas dentro desta fase. É possível — e nos parece indicado — identificar a qual destas etapas se filiam os sintomas apresentados pelo paciente. Por exemplo, o medo de estranhos nos levará a pensar em experiências negativas havidas na etapa que os autores chamam de "saída de simbiose". Uma tendência exagerada à oposição nos levará a outra etapa, chamada "início de reaproximação". O modelo de Mahler será apresentado detalhadamente nas aulas sobre o desenvolvimento infantil.

O conceito de sintoma, como contraposto à causa, influenciou os rumos da psicoterapia a partir da década de 40.

Foi Freud quem primeiro clarificou a diferenciação entre sintoma e causa. Já em 1895 nos seus *Estudos sobre a histeria*, com Breuer, escreveu que o conhecimento da causa dos sintomas histéricos poderia conduzir à sua solução e cura.

Em 1925, em *Inibição, sintoma e angústia*, constatou que o sintoma não teria necessariamente um caráter ativo. Tanto a inibição como a exacerbação de uma determinada função (por exemplo, tanto a anorexia nervosa como a obsessão de comer) poderiam ser considerados sintomas. Neste mesmo trabalho, Freud definiu sintoma como sinal de que um impulso instintivo foi recalcado e também como substitutivo deste impulso. Trata-se de um substitutivo, entretanto, que produz uma satisfação apenas diminuta, deslocada e inibida. O sintoma não oferece prazer e tem um caráter obsessivo, sendo sempre indicativo da existência de processo mórbido.

Freud descreve da seguinte forma a psicodinâmica que resulta no aparecimento do sintoma: uma carga instintiva inicia-se no id e é censurada pelo superego. Por id entende o conglomerado de instintos na personalidade, por superego a censura. Em vista desta censura, o ego recusa-se a agregar dita carga instintiva e, por meio de recalcamento (ou repressão), consegue que a representação sustentadora do impulso afetivo indesejável se mantenha afastada da consciência e que não produza efeitos sobre a realidade externa, sendo a sua única válvula de saída o sintoma. A psicanálise revela, nesses casos, que a idéia e lembrança da dita carga instintiva continuam a existir no inconsciente.

Exemplifiquemos: um paciente teve um impulso primário homicida em relação a um pai excessivamente castrador e egocêntrico. Reprimiu ou recalcou esse impulso, pois seu superego proibia até mesmo a fantasia de desejar a morte do pai. A representação do pai morto ficou afastada da consciência. O processo de repressão gerou uma úlcera no paciente, o qual, ao mesmo tempo que somatizava a agressividade, também voltava-a contra si próprio por razões diversas e que poderiam ser interpretadas de várias formas. A úlcera era o sintoma. A agressividade voltada originalmente contra o pai, a causa. A representação do pai morto continuava a existir no inconsciente, bem como a lembrança do desejo de vê-lo assim.

As descobertas de Mahler diminuem a ênfase dada à supressão do impulso ocorrido em determinada fase do desenvolvimento e aos mecanismos de repressão, para apoiar-se em desvios havidos na relação Sujeito-Objeto.

Elas mostram como a cada subfase da fase oral, a relação do Sujeito (criança) com o Objeto (mãe) se modifica e a conseqüência disso para a vida adulta. A cada subfase a criança internaliza um dado padrão de relação Sujeito-Objeto e se ele for pernicioso ou não for suficientemente significativo poderão ocorrer os seguintes fenômenos mais tarde:

— o indivíduo regredir constantemente a esse padrão de relacionamento com uma série de decorrências que serão os sintomas;

— o indivíduo apresentar problemas de relacionamento com pessoas significativas ou com quaisquer objetos do mundo exterior, em decorrência da dificuldade de lidar com um determinado padrão de relacionamento.

Os problemas interpessoais serão os sintomas, as causas aqueles fatores que dificultaram originalmente a internalização de um dado padrão, bem como a pouca significância do mesmo no aparelho psíquico.

Melanie Klein (1923), ao estudar a formação dos sintomas, assinalou dois aspectos: a) o papel da "fixação"; b) a semelhança entre sintoma e sublimação.

1. O papel da fixação

Não vamos aqui discutir amplamente a teoria de fixação, nem as inúmeras definições que os vários autores freudianos fizeram deste conceito. Vamos nos ater à definição inicial de Freud, segundo a qual, em vista de experiências traumáticas, algum componente da personalidade se detém em determinada fase do desenvolvimento, enquanto o resto continua evoluindo normalmente. Uma analogia grosseira seria a do aluno que passa em todas as matérias, mas fica dependente de aprovação em geografia, por exemplo. Vamos imaginar que isto fosse academicamente possível, ele finalmente entrando para a faculdade com uma dependência de aprovação em geografia do 1.º grau. Esta dependência equivaleria à fixação.

Klein assinala que o sintoma resulta diretamente da fixação. Por exemplo, o sintoma de lavar as mãos a todo momento resulta de uma fixação na fase anal. Algum componente da personalidade do indivíduo ficou fixado na fase anal com obsessão de limpeza.

Freud descreveu a sublimação como um mecanismo de defesa do ego saudável e produtivo. A sublimação seria a canalização, para uma obra de significativo valor social, do impulso inaceitável na forma em que se origina no id.

Melanie Klein mostrou que o processo pelo qual ocorre a sublimação e pelo qual se dá o sintoma é o mesmo. Na formação do sintoma poderia em geral ocorrer uma sublimação, mas acabou por intervir a repressão e impediu que esta ocorresse. A autora analisa alguns fatores que seriam responsáveis pelo fato de o ego não ter logrado a sublimação e, entre eles, cita a ausência de um dom natural, de algum talento que facilitaria a sublimação.

Mas, pensando-se em termos da relação Sujeito-Objeto e das descobertas de Mahler, podemos supor que os sintomas têm a ver com a fixação em uma determinada relação. No entanto, tomar tal fixação como fator causal é um raciocínio por demais simplista. Ela pode ser eventualmente um fator causal se o padrão de relacionamento fixado foi pernicioso. Mas pode haver também fixação num determinado modelo de relação Sujeito-Objeto altamente gratificante, o qual passa a ser usado também em substituição a outros que não estão com força suficiente para se manifestar e que seriam requeridos pela situação. Assim, por exemplo, a cadeira do dentista exigiria um padrão de relacionamento em que o Sujeito se abandona aos cuidados do Objeto. Se o indivíduo não consegue utilizar este padrão e em vez disto pede um montão de informações (Sujeito pergunta, Objeto informa, padrão normal mas não pertinente à situação) a causa não é a fixação neste último padrão, mas a falta de energia no anterior.

2. Função do sintoma

Do ponto de vista psicanalítico, devemos estar atentos à função que desempenha o sintoma na vida do paciente. De uma forma grosseira, poderíamos dar o seguinte exemplo. Um indivíduo é pressionado pela família, e por seus próprios valores, a assumir uma determinada relação conjugal. O impulso sexual dificilmente seria canalizado para a relação com esta pessoa. Muito pelo contrário, ele tem uma ligação antiga que o satisfaz de modo intenso e da qual não se deseja desligar. Todavia, com esta pessoa não se torna possível uma ligação conjugal.

O inconsciente deste indivíduo encontra uma forma de manter a situação atual, sem precisar assumir o casamento que teoricamente seria adequado. A sua vida profissional se destrói mediante fracassos sucessivos. Demissões constantes de emprego começam a caracterizá-la. E alega que, enquanto não encontrar emprego estável, não se poderá casar.

Começa a pensar que, de alguma forma, ele próprio deve ser responsável pelas sucessivas demissões e procura, então, um psicanalista para resolver este problema.

A mecânica deste seu sintoma logo vem à tona. Ele percebe que costuma solicitar humildemente um emprego, mostrando o quanto está necessitado e dispondo-se a fazer as tarefas menos graduadas. O entrevistador, esperando em parte ajudá-lo (e sentindo-se bom por isto) e em parte sabendo que a empresa necessita de alguém que cumpra tais tarefas, concorda em dar-lhe a colocação. Após algum tempo, ele começa a competir com seus superiores e a se tornar arrogante, descuidando-se das funções que lhe são atribuídas, achando-as insignificantes. É então despedido.

Quando se dá conta deste processo — ele mesmo o percebe com o auxílio das interpretações — não consegue entender por que está repetindo constantemente este padrão obviamente destinado ao fracasso. Dá-se conta, então, de que enquanto desempregado, sem uma posição firme, não poderá assumir o casamento que lhe é destinado, e poderá continuar mantendo a sua atual ligação.

No primeiro momento, o *insight* parece resolver o problema. Vista a função do sintoma é como se ele pudesse magicamente desaparecer. Mas não é o que se dá. O paciente recorda, então, que já na infância era constantemente expulso das escolas. Entre uma expulsão e outra, ficava só com a mãe em casa, enquanto os irmãos estudavam fora. Quando freqüentava a escola tinha pouca companhia da mãe pois, nas horas em que ele estava em casa, ela dividia suas atenções entre ele, os irmãos e o pai. E, se ele continuar com as recordações num processo regressivo poderá lembrar-se de situações anteriores a esta de natureza similar e reexperienciá-las com o psicanalista.

Acreditava a maioria dos psicanalistas que o conhecimento da origem do sintoma e a revivência em psicanálise de experiências a ela atinentes, produziriam o desaparecimento do mesmo, carecendo-se trabalhar propriamente sobre ele. Mas o sintoma tinha de ser levado em consideração, pois a sua leitura e o seu entendimento abririam caminho para os fatores causais e os dinamismos psíquicos mais profundos.

Resumo

Do ponto de vista psicanalítico, o sintoma é a manifestação mórbida visível. Há fatores da realidade imediata que precipitam o seu aparecimento. Mas as causas remontam ao passado.

Os primeiros fatores causais são, como dissemos, atribuídos — em psicanálise — a vivências nos primórdios da vida durante o desenvolvimento emocional. Devemos conhecer as vivências que se dão ao longo das fases do desenvolvimento emocional para podermos localizar os fatores causais.

Citamos um caso em que a imposição de assumir uma ligação conjugal que não agrada é apenas um fator precipitante do sintoma, do qual a verdadeira origem será encontrada nas fases do desenvolvimento emocional.

Aula II
FASES DO DESENVOLVIMENTO EMOCIONAL

Para falarmos de desenvolvimento emocional, do ponto de vista psicanalítico, devemos referir-nos inicialmente ao conceito de libido, introduzido por Freud e modificado depois por outros autores. Para Freud (Sterba, 1960) a libido seria a expressão dinâmica da sexualidade. Ele a teria definido em conexão com prazer e desejo sexual. Dentro deste prisma, a libido poderia ser entendida como a força ou o poder das manifestações sexuais em ações, atividades e percepções humanas.
Esta mesma definição da libido é atribuída a Freud no *Vocabulário de psicanálise* de Laplanche (1970).
A libido é essencial para o desenvolvimento do narcisismo e, conseqüentemente, de toda a personalidade. Por narcisismo entendemos primordialmente um acúmulo de energia no próprio eu, acúmulo esse, desde que em proporções não exageradas, essencial ao equilíbrio psíquico. Segundo Sterba (*op. cit.*) até o indivíduo normal se sente, de certo modo e até certo ponto, centro do mundo. A ausência do narcisismo poderia resultar numa total falta de apreço por si mesmo ou numa desconsideração do próprio eu.
Extensivamente ela poderia gerar uma desconsideração das outras pessoas, pois, como mostra Lowenstein (1940), a libido do ego se transforma em libido Objetal e vice-versa. (O autor propõe que se substitua o termo libido por "energia psíquica generalizada".)

25

O narcisismo acompanha todas as fases do desenvolvimento da criança, mas a libido se desloca de uma parte do corpo para outra. É este deslocamento da libido que caracteriza a passagem de uma fase a outra.

O conceito de libido foi perdendo, nas obras de outros autores, o caráter sexual que lhe havia sido inicialmente atribuído por Freud. Jung define a libido como energia psíquica em geral presente em tudo o que é "tendência para".

É preciso salientar, entretanto, que se entendermos a libido exclusivamente no seu sentido psicossexual, devemos falar em desenvolvimento psicossexual da criança, através do qual se dá também o emocional e o da personalidade. Se pensarmos na libido em relação com energia psíquica, então podemos falar de forma mais ampla, inclusive em desenvolvimento emocional.

1. O desenvolvimento psicossexual, segundo Freud

Este tema requer, antes de mais nada, a definição de certos termos, a saber: instinto e impulso, catexe, representação Objetal e zona erógena.

A) *Glossário*

Instinto e impulso, diferenciação entre ambos — Freud usa o termo instinto — *instinct* — no seu sentido clássico, isto é: esquema de comportamento herdado, próprio de uma espécie animal, que pouco varia de um indivíduo para outro, obedece, na sua manifestação, a uma seqüência temporal, é pouco suscetível de alteração e parece ter uma finalidade (Laplanche, *op. cit.*). Na literatura psicanalítica moderna, a definição de instinto varia um pouco. Bibrieg (1969) alega que a definição mais comum é a seguinte: energia que desponta no estrato vital da mente e cuja direção é determinada por hereditariedade. Mas, como vários fatos indicam que o instinto se origina em fenômenos orgânicos, ele pode ser visto como um conceito que se situa na fronteira entre a esfera mental e a orgânica. Deve diferenciar-se, todavia, o conceito de instinto do conceito de *Trieb*, muito utilizado por Freud. A tradução mais exata de *Trieb* seria impulso ou pulsão. *Trieb* pode ser definido como força impulsionante relativamente indeterminada que induz à satisfação. Poderia ser definido também como processo dinâmico que consiste numa pressão ou força (carga energética, fator de motricidade) que faz tender o organismo para um alvo. Tem origem numa excitação corporal (estado de tensão) e o seu alvo é suprimir esta tensão. É através do Objeto, ou com ele, que o impulso pode atingir o seu alvo. Em virtude da tradução da obra de Freud para diversas línguas, acabou criando-se uma confusão entre esses dois termos — *Intinct* e *Trieb* — sendo que há autores que utilizam indistintamente instinto e impulso e o termo impulso é às vezes usado como tal, outras vezes é chamado de pulsão. Nós vamos utilizar a distinção proposta inicialmente por Freud. Os instintos são o de vida e o de morte, e se desdobram em instintos de fome e sexo por um lado e de agressão e auto-agressão por outro. Mas não é correto falar em instintos orais, anais e genitais. Estes são impulsos.

Há, ainda, segundo Freud (1915), os instintos do ego, relacionados com o impulso de saber e "as necessidades instintivas de pensamento e consciência" (Aufreiter, 1960).

Catexe — acúmulo de energia em alguma parte do aparelho psíquico.

Nossos sentidos recebem um sem-número de percepções e estímulos de qualquer Objeto externo e esses são experienciados intensamente quando nos interessamos muito pelo Objeto.

Representação do Objeto — conjunto de idéias e reminiscências, dentro da psiquê, percepções que provêm de um Objeto estimulante pertencente ao mundo exterior.

Catexe do Objeto — energização, a partir de diversas fontes instintivas, da representação do Objeto dentro do aparelho psíquico.

Zona Erógena — parte do corpo em que se manifesta uma tensão em conseqüência da necessidade de satisfazer um impulso (ex.: boca, ânus, pênis, vagina) e na qual se dará a satisfação.

Zona Erógena Primária — a zona que é fonte dos impulsos mais intensos e tem um significado especial em dado momento para a formação do psiquismo, presumindo a capacidade de, até certo ponto, apoderar-se e de utilizar a excitação proveniente de outras fontes para aumentar a sua própria ânsia de excitação.

Organização da Libido — a subordinação das demais fontes instintivas à zona primária.

B) *Fase oral*

Na fase oral, a zona erógena é a boca. Toda a atenção da criança fica absorvida pelo prazer que a boca pode lhe propiciar. Este impulso é, predominantemente, manifestação do instinto sexual. O instinto sexual separa-se muito cedo na vida do instinto de fome. Quando uma criança suga uma chupeta está satisfazendo o primeiro e não o segundo.

No entanto, às vezes, a criança satisfaz simultaneamente o instinto sexual e o de fome, quando mama, por exemplo. Isto pode ter conseqüências desastrosas se entrar em jogo a repressão. Reprimindo o prazer oral pode reprimir também a função de se alimentar, o que poderá resultar futuramente em anorexia nervosa ou vômitos histéricos.

a) *A primeira fase oral ou de sucção*

Esta primeira fase incia-se ao nascimento em tese (há idéias de que se iniciaria já no ventre materno) e vai até os seis meses de idade. Nesta fase, o prazer advém do ato de sugar. Segundo Freud, a criança ainda não se relaciona nesta fase com Objetos externos; Abraham a considera uma fase auto-erótica e sem Objeto. Ela a chama também de fase pré-ambivalente.

Os estudos de Mahler *et al.* (1975) virão mostrar mais tarde que uma primeira vaga noção de Objeto, ainda incorporado ao próprio Sujeito, começa a desenvolver-se por volta dos dois meses de idade, e que há uns primeiros indícios de ambivalência já nesta fase. Podemos supor que se trate de ambivalência entre o sugar e o ser sugado. A fantasia de ser sugado surgiria por projeção da própria ânsia de sugar o Objeto.

b) *A segunda fase oral, sádica ou canibalística*

Esta fase vai dos seis meses de idade até o final do segundo ano de vida. A zona oral continua sendo a zona erógena primária; porém, com o advento da dentição, a forma de prazer se modifica. O prazer não reside mais em sugar, mas sim em mastigar e devorar. O aparelho psíquico já é capaz de formar uma representação Objetal e o Objeto é representado como devorável, ou incorporável. O desejo de incorporar o Objeto é uma fantasia devoradora.

Isto implica a ânsia do contato mais íntimo possível e da posse mais exclusiva do Objeto. Nisso pode haver tanto uma tendência positiva e amistosa, como uma tendência oposta, de ódio, marcada pelo desejo de eliminar o Objeto. E muitas vezes coexistem ambas as tendências, o que significa existir uma ambivalência propriamente dita. Não se trata somente da dúvida quanto a se colocar passivo ou ativo diante da própria tendência, ou seja, se devorar ou ser devorado, mas também de uma ambivalência intrínseca referente à intenção qualitativa do impulso. Se a ambivalência desta fase não for resolvida em seu devido tempo, persistindo na idade adulta, ela pode ser a causa de sintomas neuróticos.

Quando uma pessoa adulta apresenta resíduos libidinosos de uma fase que deveria ter sido abandonada e superada, fala-se de fixação da libido. Isto significa que, diante de uma frustração, o indivíduo pode regredir a esta fase.

C) *Fase anal*

Na fase anal, a libido se desloca da boca para o ânus. O ânus e a região circundante se tornam a zona erógena primária. Esta fase se estende do início do terceiro ano até o fim do quarto ano de vida. Nessa fase, segundo Freud, se desenvolveriam também as faculdades mentais da criança.

a) *A primeira fase anal ou de expulsão (ou a primeira etapa anal-sádica de Abraham)*

O prazer nesta fase vem da expulsão dos excrementos. Para se satisfazer, a criança retém seus excrementos até que o seu acúmulo no segmento terminal do intestino lhe cause uma contração violenta dos músculos de excreção. A massa de excremento provoca, então, na sua passagem pelo ânus, um estímulo violento sobre a zona do esfíncter; a criança experimenta um prazer intenso e, ao mesmo tempo, uma certa sensação dolorosa. A fixação anal fará o adulto também experimentar este tipo de prazer.

Predomina o prazer causado pela passagem e expulsão da matéria fecal.

Os objetos queridos e fortemente catexiados do mundo exterior são identificados com excrementos. Tal identificação pode ser expressiva de grande apreço.

A atitude para com o excremento como Objeto expulso é, por conseguinte, ambivalente. É positiva pela estima e pelo desejo de retê-lo e negativa no que diz respeito à rejeição e à expulsão.

Uma frustração numa pessoa adulta fixada nesta fase pode dar origem a uma dinâmica que expressa a rejeição e a expulsão hostil do Objeto.

b) *A segunda fase anal ou de retenção (última etapa anal sádica de Abraham)*

Nesta segunda fase anal, o prazer vem do acúmulo das fezes em si. O significado de material fecal se estende a tudo o que bebê possui, e, no adulto, a fixação nesta fase se transfere para o dinheiro e pode reverter em sintomas como a avareza, ou transformar o indivíduo num colecionador. Nesta fase, as fezes muitas vezes são sentidas como demonstração de afeto ou como presente.

O fato de que as primeiras exigências morais sejam de natureza anal vai influir mais tarde na aquisição dos mais elevados sentimentos éticos e morais, que se fundem no sentimento do dever.

O primeiro sentimento de culpa é experimentado quando a criança infringe seu dever anal. Depois, o adulto fixado nesta fase, quando descumpre outros tipos de dever, tem sentimentos de culpa.

Neste período aparecem ainda o sadismo e o masoquismo. Bate-se na criança na região próxima ao ânus, daí as fantasias de bater e ser batido, muitas vezes agregadas ao prazer sexual. Arranhar, cortar, queimar, pode ser um aspecto. O desejo de dominar faz parte do impulso sádico. A submissão, a obediência e a humildade fazem parte de um prazer masoquista.

Na primeira fase anal, em que o prazer está na eliminação do Objeto, as ações sádicas são mais fáceis de serem identificadas. Na segunda, em que o prazer está na retenção, as ações sádicas se caracterizam por reter o Objeto para atormentá-lo e dominá-lo, aprisioná-lo e limitar ou restringir egoisticamente sua liberdade (Sterba, *op. cit.*, p. 70).

Na velhice há uma regressão aos prazeres anais em função da perda da potencia sexual.

No caráter anal do adulto, como mostra Abraham, reúnem-se em geral a obstinação, a economia e o metodismo. A neurose obsessiva pode ser vista como um esquema defensivo contra a revivência dos prazeres desta fase.

Se não houver a possibilidade de substituir a zona anal pela genital como alvo da libido durante o desenvolvimento, um dos sintomas que pode surgir no futuro é o homossexualismo.

D) *Fase genital*

Traços desta fase devem ser superados pela criança para atingir a maturidade.

Na fase genital, que se inicia ao fim do quarto ano de vida e vai até o fim da puberdade, as zonas erógenas primárias são o clítóris para a mulher e o falo para o homem.

O prazer se dá, para o menino, através da secreção, que é obtida mediante fricção.

Nesta fase, segundo Freud, o pênis representa o maior valor psicológico e Objetal, e daí advêm — na criança do sexo feminino — os sentimentos de castração. A criança do sexo masculino apresenta o temor de castração em função do medo de perder algo que tanto valoriza.

Na fase genital, a libido em geral se dirige a um Objeto do mundo exterior em particular, que é um dos pais, mais freqüentemente o do sexo oposto. A agressividade dirige-se ao do mesmo sexo. Esta é a situação do complexo de Édipo.

A evolução da organização fálica da libido até a fase final da genitalidade infantil pode ser realizada, pelo menino, mediante pequenas transformações. Basta que ele possa aceitar sem angústia que a mulher não possui pênis. Para a menina a situação é bem mais complexa. Ela deve abandonar a organização fálica da libido e prescindir da satisfação prazenteira obtida mediante o clitóris, porque esta satisfação é uma tendência masculina ativa. Deve passar dos impulsos ativo-masculinos aos passivo-femininos. Isto só se torna possível depois da puberdade.

Na fase genital a ambivalência é entre o masculino e o feminino, portanto é uma fase que tem um caráter bissexual, tanto que frustrações durante a vivência do complexo de Édipo podem vir a gerar o homossexualismo.

a) *Considerações gerais sobre as três primeiras fases*

Estas fases estão tão delimitadas mais para fins didáticos. Na realidade o predomínio de uma zona erógena sobre as demais não é absoluto, pois persiste a influência de zonas atinentes a fases anteriores e a antecipação do prazer que poderá advir das posteriores.

A intensidade do impulso, em qualquer uma dessas fases, pode ser avaliada pelo empenho da criança em superar os obstáculos que se opõem à satisfação.

A intensidade dos impulsos depende de dois tipos de fatores: os orgânicos herdados, e o reforço ambiental. Tudo o que ocorre nestas fases é determinado em parte por fatores externos e em parte pelos internos, e pode ter tanto um efeito libertador como cerceador. Se for excessiva a intensidade do impulso, em dada fase, e o indivíduo tiver dificuldade de controlá-lo, o impulso acabará por transformar-se em sintoma neurótico, ao mesmo tempo que o indivíduo fixar-se em dita fase.

b) *Possibilidade de diferenciar uma fase fálica*

Para Freud a fase genital compreende dois períodos separados pelo período de latência; o período fálico (ou organização genital infantil da libido) e a organização genital propriamente dita, que se conclui na puberdade. Sobre o período fálico leia-se em Freud (1923) "A Organização Genital Infantil" (1924), "O Declínio do Complexo de Édipo" (1925) e "Algumas Conseqüências Psíquicas da Diferença Anatômica dos Sexos".

Alguns autores, entretanto, denominam de fase fálica o período fálico de Freud, reservando o nome de fase genital ao período que se inicia após a fase de latência.

E) *Fase de latência*

Na fase de latência se empobrece a vida imaginativa das crianças. Grande parte de suas forças anímicas está centrada na luta contra a masturbação, já que as fantasias destrutivas ligadas a esta dão origem à ansiedade e ao sentimento de culpa.
Junto a tal luta há o intento, quase plenamente conseguido, de reprimir a curiosidade sexual. Tal repressão é, muitas vezes, causa das dificuldades de aprendizagem na fase de latência e também da reserva e distanciamento, características das crianças neste período.
Esta fase se principia por volta dos seis anos e vai até os 12 ou 14, quando tem início a puberdade.

F) *Puberdade (fase genital propriamente dita)*

Na puberdade, a vida imaginativa novamente se torna mais rica.
Há uma volta dos impulsos das fases anteriores e dos temores de castração. No caso da jovem feminina, o sangue que sai da vagina na fase da menstruação confirma seus temores arcaicos de que os conteúdos valiosos do interior do seu corpo — quer dizer os filhos que poderia vir a ter um dia — estejam definitivamente danificados. Tais sentimentos podem gerar-lhe inibição sexual e aumento de suas defesas viris. Pode produzir-se uma cisão em seu desenvolvimento, evoluindo bem em sua parte intelectual e se tornando demorada e infantil em sua parte emocional e sexual. Porém as que têm experiências passadas boas, sentem exatamente ao contrário com a menstruação.
Classicamente se define a maturidade em função do predomínio genital conseguido sobre os impulsos pré-genitais, os quais passam a se integrar neste caso na capacidade do adulto de conseguir uma satisfação genital plena

2. Desenvolvimento da criança segundo Klein

A) *Glossário*

Objeto parcial — parte de uma pessoa com quem a criança se relaciona logo no começo da vida por não ser capaz de perceber, ainda, a pessoa inteira. Exemplo típico do Objeto parcial é o seio materno.

Objeto total — a pessoa inteira com quem a criança se relaciona quando começa a percebê-la assim.

Incorporação do Objeto — uma internalização, no aparelho psíquico, da representação do Objeto, seja ele parcial ou total. É uma conseqüência dos processos introjetivos.

Fantasia (que Klein propõe se escreva com "ph", phantasia) — idéia ubíqua, sempre ativa, inconsciente, que a pessoa tem a respeito dos conteúdos do seu próprio psiquismo. Propõe escrever o termo com "ph" para diferenciá-lo do sentido comum de fantasia, mas parece que esta diferenciação não perdurou na literatura.

B) *Fase oral*

A fase oral, como mostra Segal (1964), em *Introdução à Obra de Melanie Klein*, se acha como que subdividida em "posição esquizoparanóide", ocupando os primeiros três ou quatro meses de vida, e "posição depressiva", ocupando a segunda metade do primeiro ano de vida.

Klein escolheu o termo "posição" para enfatizar o fato de que o fenômeno que descrevia não era simplesmente um estágio passageiro, ou uma fase. O termo "posição" implica uma configuração específica das relações Objetais, angústias e defesas que persistem por toda a vida.

a) *A posição esquizoparanóide*

Existe ao nascer suficiente ego para experimentar angústia, usar mecanismos de defesa, formar relações Objetais primitivas na fantasia e na realidade. Mas este ego, a princípio, é largamente não organizado, embora tenha já uma tendência à integração, cujo grau varia constantemente.

Este ego imaturo está exposto, desde o início, à angústia gerada pela luta entre o instinto de vida e o instinto de morte. Está também exposto ao impacto da realidade externa que tanto produz angústia (através de experiências traumáticas) como infunde vida (através de boas experiências).

Defrontado com a angústia produzida pelo instinto de morte, o ego se cinde e projeta parte de si, de seu próprio instinto de morte, no Objeto parcial com o qual se relaciona, o seio. Assim o seio, que a criança passa a perceber como contendo grande parte do instinto de morte, é então sentido como mau e ameaçador para o ego, produzindo um sentimento de perseguição. Desta forma, o medo original do instinto de morte se transforma em medo de um perseguidor.

A intrusão do instinto de morte dentro do seio é, muitas vezes, sentida como cindindo-o em muitos pedacinhos, de modo que o ego se confronta com uma multidão de perseguidores. Parte do instinto de morte, permanecente no *self*, converte-se em agressão dirigida contra os perseguidores.

Do mesmo modo que o instinto de morte é projetado para fora, para evitar a angústia suscitada por contê-lo, também a libido é projetada, a fim de criar um Objeto que satisfaça o esforço instintivo do ego para a preservação da vida. O ego projeta parte dela para fora e o remanescente é usado para estabelecer uma relação com esse Objeto sentido como ideal. O ego tem assim bem cedo uma relação com dois Objetos, o Objeto primário e parcial, o seio, cindido em ideal e persecutório.

A posição esquizoparanóide se caracteriza, pois, pela não percepção de pessoas por parte da criança, pela relação com Objetos parciais (seio bom e seio mau), e pela predominância dos processos de cisão e angústia paranóide.

Quando a criancinha lida bem com a angústia nesses seus primeiros meses, ela vai gradativamente organizando seu universo.

Em condições favoráveis de desenvolvimento, sente cada vez mais que seu Objeto ideal e seus próprios impulsos libidinosos são mais fortes do que seu Objeto mau e seus próprios impulsos maus. Ela se sente cada vez mais capaz de se defender e defender seu Objeto ideal. É claro que o próprio crescimento fisiológico contribui para esse progresso. Há uma integração gradativa do ego com o Objeto.

b) *A posição depressiva*

Quando os processos integradores se tornam mais estáveis engendra-se a posição depressiva. Klein definiu a posição depressiva como aquela em que a criança reconhece o Objeto total e se relaciona com ele. Todos que rodeiam a criança começam a perceber que ela reconhece a mãe. Isto significa que a criança se relaciona cada vez mais não só com o seio da mãe, mãos, olhos, face, como Objetos separados, mas com a mãe, ela própria como pessoa inteira, que pode às vezes ser boa, às vezes ser má, presente ou ausente, e que pode ser amada e odiada. Reconhecer a mãe como uma pessoa inteira significa também reconhecê-la como alguém que leva vida própria e tem relações com outras pessoas. A criança descobre seu próprio desamparo, sua absoluta dependência dela, e seu ciúme dos outros.

A percepção da mãe por inteiro coincide cronologicamente com uma certa maturação do processo da memória, de modo que a criança torna-se capaz de se lembrar dela, isto é, lembrar-se de gratificações passadas na hora em que a mãe parece estar-lhe infligindo privações e de experiências passadas de privação na hora em que ela a está gratificando. A criança se defronta, então, com a sua própria ambivalência e com as angústias dela decorrentes, ou seja, o temor de que seus próprios impulsos destrutivos destruam ou tenham destruído o Objeto que ela ama e do qual depende totalmente.

Na posição depressiva diminuem os processos projetivos e se intensificam os introjetivos, pois a introjeção facilita a preservação do Objeto em seu interior e, desta forma, fica aparentemente a salvo de sua agressividade. De qualquer modo, diminui a angústia de separação do Objeto. Mas a angústia pode levar também ao temor de destruir inclusive o bom Objeto introjetado.

Quando a criança sente que perde, destrói o bom Objeto seja fora, seja dentro dela, ou que há a ameaça de que isto ocorra, ela fica exposta a sentimentos de luto e dor, bem como à culpa. Quando os sentimentos depressivos chegam ao auge ocorre uma regressão parcial à posição anterior e à ansiedade depressiva soma-se a ansiedade paranóide.

A posição depressiva se caracteriza, pois, pelo reconhecimento da mãe como Objeto inteiro, por uma relação com ela e outros Objetos inteiros (logo em seguida o pai), e pelo predomínio dos processos de integração, ambivalência, angústia depressiva e culpa.

São intoleráveis as repetidas experiências de depressão e mesmo de desespero com as quais a criança se defronta quando sente que arruinou completa e irremediavelmente sua mãe e o Objeto interno. Surge então o desejo de reparação. Porém, a resolução da depressão por meio da reparação é um processo lento; longo tempo é necessário ao ego a fim de adquirir força suficiente para sentir confiança em suas capacidades reparadoras. A dor, muitas vezes, só pode ser vivenciada por defesas maníacas (mecanismos que já se evidenciam na posição esquizoparanóide, a saber cisão, idealização, identificação projetiva, negação, etc.) que protegem o ego do desespero total; quando a dor e a ameaça diminuem podem as defesas maníacas ceder gradualmente l.gar à reparação que também não deixa de ser um mecanismo de defesa. Quando a criança pode lidar com as angústias depressivas mobilizando o desejo de reparação, essas angústias conduzem a ulterior crescimento do ego. Quando, porém, as defesas maníacas são excessivamente fortes, estabelecem-se círculos viciosos e formam-se pontos de fixação que interferem com o desenvolvimento futuro.

Resende de Lima (1988) mostra a relação entre o desenvolvimento emocional da criança e as vivências na posição esquizoparanóide e depressiva. Segundo o autor se, na primeira, houver o predomínio dos aspectos paranóides, a emoção básica a se instalar será o medo, mas por efeito de ataque e contra-ataque, acabará havendo uma seqüência de cólera e medo. Petot (1979) fala na existência de uma ansiedade paranóide que pode advir deste periódo. Se a predominância for dos aspectos esquizóides, haverá tendências a: dispersão de interesses, pouca vinculação a Objetos, retraimento, pouca propensão à emoção.

A predominância da vivência na posição depressiva sobre a posição esquizoparanóide poderá gerar uma tendência a vincular-se amorosamente aos Objetos e à ansiedade depressiva, na medida em que o indivíduo poderá sentir-se vinculado a um Objeto perdido ou danificado.

C) *Precocidade da fase anal*

Não há diferenças tão significativas entre a abordagem freudiana e a kleiniana que valham ser assinaladas nesta aula sumária sobre o assunto, a não ser o fato de que a fase anal, segundo Klein, começaria em superposição à oral muito antes do que teria aventado Freud. Ela se iniciaria logo após o desmame.

Nesse mesmo momento, após a "perda" do seio, a criança começa a formar símbolos em substituição à gratificação dos desejos. Simbolicamente já imagina não só o que seria o ânus, o intestino, o excremento, mas também o que seria o pênis.

As fezes nunca são representadas como o Objeto em si. São, isto sim, identificadas com um Objeto interno total ou parcial ou são utilizadas na relação com o Objeto (como presente, por exemplo). Finalmente, como provêm do interior do corpo que é simbolicamente equiparado ao mundo interior, oferecem indícios sobre o estado do mesmo e dos objetos que ele contém.

Klein enfatiza o caráter sádico de toda a fase anal, tanto o expulsivo da primeira, como retentivo da segunda e mostra que também a emissão da urina pode ser utilizada sadicamente. Bion em *Ataque aos Vínculos* mostra como a enurese noturna pode ser uma forma de atacar sadicamente a união dos pais. Klein afirma que já na fase anal, dada a percepção da existência do pai, do fato de a mãe se relacionar com ele, e da representação simbólica do pênis, há uma fantasia relativa a união dos pais. Faz sentido que a emissão da urina contenha uma fantasia sádica de atacar tal união.

Assinala ainda a autora que as tendências expulsivas da primeira fase anal estão a serviço de defesa contra imagens oral-sádicas introjetadas durante a posição esquizoparanóide; as retentivas da segunda fase anal estão a serviço de tendências depressivas de preocupação pelo destino do Objeto interno.

D) *Um entendimento diferente das reações da criança feminina na fase genital*

Tanto o menino como a menina têm uma noção inconsciente do próprio sexo, moldada por seus desejos e sensações genitais, que já estão contidas nas primeiras relações Objetais. A condição bissexual existe em ambos os sexos e leva sempre a criança a invejar a estrutura anatômica do outro sexo e a desejar também pessoas do seu próprio. Mas Klein assinala que, embora na mulher exista a inveja do pênis, ela não é tão essencial como procurara demonstrar Freud. Se acontecer de ela surgir intensa, ela é resultado de recalques na fase oral. A mulher não é um homem castrado. Ela tem tendências e características próprias que se harmonizam com a não existência do pênis. O desejo de possuir um pênis, entretanto, acentua-se em função de certas vivências edípicas específicas.

E) *Algumas considerações kleinianas sobre o complexo de Édipo*

No menino o desenvolvimento edípico pleno depende de sua relação precoce com o peito e da maneira pela qual viveu a sua própria posição feminina, passiva e de como vivenciou a condição feminina do Objeto. Se prevaleceu uma boa relação até então, agora também tudo se desenrolará normalmente.

Durante o complexo de Édipo, o temor de castração terá fatalmente de surgir associado ao desejo pela mãe, mas variando na proporção do sadismo que tiveram os impulsos orais, anais e uretrais. Os impulsos sádicos de outrora acarretam o medo de vingança e retaliação no presente.

Na menina este mesmo momento do desenvolvimento traz consigo a rivalidade com a mãe. Na fase oral por inveja e ciúmes atacou o interior do corpo da mãe e lhe roubou seus valiosos conteúdos; agora teme a retaliação. Para se defender pode lhe vir o desejo de ser homem. Com um pênis aplacaria a mãe, lhe devolveria o roubado, ou, pelo menos, teria a sensação de seu próprio corpo estar inteiro.

3. A fase oral como pilar da personalidade

Sterba (*op. cit.*) assinala várias vezes em sua obra o seguinte fato: o que acontece numa fase serve de modelo para outra. As zonas erógenas se modificam, mas o quadro de referência psicológico inicialmente estabelecido tende a perdurar. Assim, as fantasias em torno do conteúdo do intestino na fase anal tendem a perdurar na fase genital, embora dirigindo-se desta feita ao pênis. O pênis será sentido como o era o conteúdo do intestino na fase anal, e a vagina como a membrana mucosa do reto e do ânus. Por outro lado, a membrana mucosa do reto e do ânus é alvo das mesmas fantasias que era a boca. Por fim, a vagina recebe o pênis como a boca recebia o bico do seio.

A experiência gravada de perda do seio tenderá a repetir-se ou reciclar-se na fase anal em termos de perda do bastão fecal e, na genital, em termos de perda do pênis.

Klein (1945) mostra que, por conseguinte, o desenvolvimento edípico durante a fase genital depende da relação precoce da criança com o seio.

Evidencia o fator reciclagem, ainda, quando mostra a repetição das vivências da posição esquizoparanóide na fase anal expulsiva e da posição depressiva na fase anal retentiva. Segue mostrando que a predominância na intensidade da posição esquizoparanóide sobre a depressiva tem toda a possibilidade de determinar a predominância da vivência expulsiva sobre a retentiva na fase anal.

Torna-se assim mais claro o conceito eriksoniano (1958) de fase oral como fundação da personalidade. Nela se forma o quadro de referência psicológico e emocional que será determinante das vivências nas fases seguintes em outras zonas erógenas.

Se o esboço psicológico do indivíduo vai se dar durante a fase oral, torna-se necessária uma visão mais sofisticada da mesma. A sua divisão em apenas duas subfases parece muito rudimentar.

Com efeito, a pesquisa psicanalítica sobre as vivências na fase oral teve seu desenvolvimento com as investigações laboratoriais de Margaret S. Mahler nas décadas de 50, 60 e 70.

Mahler tomou por base (leia-se em Mahler *et al., op. cit.*, a obra mais completa da autora) as interações da criança com a mãe durante a fase oral e o processo de separação e individuação da criança que as caracteriza. Dentro deste critério observou-se quatro grandes subfases na fase oral, cada uma delas subdividida em dois ou mais períodos.

Esta obra será objeto da aula seguinte, que trata da função materna no desenvolvimento emocional.

O que importa para efeito desta aula é que a libido se fixa em geral numa das etapas específicas da fase oral, moldando o sistema de fantasias do indivíduo. Este sistema de fantasias poderá ter um caráter, na vida adulta, oral, anal ou genital conforme novas fixações venham ou não a ocorrer.

Resumo

O desenvolvimento emocional da criança foi estudado, dentro da psicanálise, principalmente por Spitz, Mahler e Winnicott (leia-se em Trinca, 1948). As hipóteses que nortearam estes trabalhos são oriundas das descobertas de Freud sobre as fases do desenvolvimento psicossexual. Um resumo acessível encontra-se em Sterba. Segundo a teoria freudiana, durante cada fase do desenvolvimento da criança, a libido (expressão dinâmica da sexualidade como definida em Laplanche e Pontalis, ou a energia sexual pela qual nos envolvemos com as pessoas e os objetos deste mundo) se desloca de uma parte do corpo para a outra, caracterizando a passagem de uma fase psicossexual para outra.

Na fase oral, a primeira descrita por Freud, a libido se concentra na boca. Divide-se em duas subfases: a de sucção — em que o prazer advém do ato de sugar — que se inicia, em tese, ao nascer (mas há idéias de que já se iniciaria no ventre materno), indo até os primeiros seis meses de vida, e a sádica — em que o prazer advém do ato de mastigar e devorar e que vai até o final do segundo ano de vida. Inicia-se então a fase anal, em que a libido se concentra no ânus, fase esta que vai até o fim do quarto ano e também se divide em duas subfases: a de expulsão, em que o prazer advém de expelir as fezes e a de retenção, em que o prazer vem da retenção das mesmas. Inicia-se, a seguir, a fase genital que vai até o fim da puberdade e em que a libido se concentra no clitóris e no falo. Esta compreende dois períodos separados pelo período de latência: o período fálico, até os seis anos, caracterizando a organização genital infantil, por alguns autores chamada de fase fálica e dos 12-14 anos até o fim da puberdade, caracterizando a organização genital propriamente dita e também a fase genital propriamente dita.

Em cada um desses períodos modifica-se a natureza da relação com o Objeto. Entende-se aqui por Objeto a pessoa — ou parte da pessoa — com quem a criança se relaciona ao longo deste desenvolvimento psicossexual. O período de sucção é considerado sem Objeto. No canibalístico o aparelho psíquico já é capaz de formar uma representação Objetal e o Objeto é representado como devorável ou incorporável. A fantasia devoradora e o desejo de incorporar implicam a ânsia de contato mais íntimo possível e da posse mais exclusiva do Objeto. No período de expulsão, os objetos queridos do mundo exterior são identificados com excrementos. Tal identificação pode ser expressiva de grande apreço. A atitude para com o excremento como Objeto expulsável é, por conseguinte, ambivalente. É positiva pela estima e negativa pelo desejo de expulsão. A ambivalência pros-

segue no período de retenção em que ao desejo de ter, amar e conservar mescla-se o sadismo de reter para atormentar e dominar, aprisionar, limitar ou restringir esporadicamente sua liberdade. Na fase genital (no período fálico), a libido se dirige em geral a um dos pais, mais freqüentemente ao do sexo oposto. A agressividade dirige-se predominantemente ao do mesmo sexo. Esta é a situação do complexo de Édipo.

Quando uma pessoa adulta apresenta resíduos libidinosos de uma fase que deveria ser abandonada e superada, fala-se de fixação. Isto significa, que, diante de uma frustração, o indivíduo pode regredir à dita fase e ao nível de relação Objetal que lhe é característico.

Daí a importância do conhecimento do desenvolvimento psicossexual infantil e o motivo de importantes pesquisas que gerou, pois, considerando-se a fixação como um dos aspectos centrais de toda a patologia, o seu conhecimento constitui um dos pilares para o entendimento das dificuldades neuróticas e psicóticas dos pacientes.

Mas, de todas as fases, a mais significativa tem se revelado a fase oral, em que se forma o primeiro quadro de referência do indivíduo.

Segundo Klein, forma-se então o sistema básico de fantasias ("phantasias"), isto é, de idéias ubíquas, sempre ativas, inconscientes que a pessoa tem a respeito do seu próprio psiquismo.

Usando a expressão de Sterba, podemos dizer que o que acontece numa fase serve de modelo para outra. Assim, diz o autor, as fantasias em torno do conteúdo do intestino na fase anal tendem a perdurar na fase genital, dirigindo-se desta feita para o membro masculino. Este será alvo da mesma natureza de fantasias que o foi o conteúdo do intestino na fase anal e a vagina como foi a membrana mucosa do reto e do ânus. Por outro lado, a membrana mucosa do reto e do ânus é alvo das mesmas fantasias que era a boca. Por fim, a vagina recebe o pênis como o boca recebia o bico do seio. A experiência gravada de perda do seio tenderá a repertir-se ou reciclar-se na fase anal em termos de perda do bastão fecal e, na genital, em termos da perda do pênis.

Klein também enfatiza, com freqüência, o aspecto por assim dizer de reciclagem das vivências da fase oral na fase anal e genital, cada vez dentro de um outro contexto erógeno.

Torna-se, assim, mais claro o conceito eriksoniano (1958) de fase oral como fundação da personalidade e dos motivos porque dirigiam-se a ela fundamentalmente as pesquisas de Spitz e Mahler.

Spitz fez importantes investigações nesta área, mas vamos referir-nos de momento a apenas dois dos seus principais achados, de importância para o desenvolvimento normal da criança: a descoberta

da ansiedade frente a estranhos na criança de oito meses e da identificação com o agressor já aos 15 meses (A. Freud a havia observado aos cinco anos.)
Mahler descobre a curiosidade associada à ansiedade frente a estranhos, num contexto de desabrochamento da criança que finalmente se desliga da simbiose e está alerta para o mundo exterior. Descobre mais a respeito do contexto em que se dá a identificação com o agressor e pesquisa as mudanças que ocorrem nas relações Objetais a cada dois ou três meses durante a fase oral. Percebe que elas evoluem em consonância com o grau de percepção e a capacidade de diferenciação da criança e caracterizam uma separação da mãe e uma individuação progressivas. Chama ao processo todo de separação-individuação.
É ao longo do processo de separação-individuação que se dá o desenvolvimento da criança.
A fase que se estende dos dois aos oito meses, que inclui o estágio que Mahler chama de simbiose e saída da simbiose é essencial para o desenvolvimento emocional e a formação da identidade. Winnicott assinala que, nesta fase, a criança necessita de uma mãe capaz de fazê-la progredir das experiências de onipotências em direção a uma crescente adaptação à realidade.
Nestes achados não há controvérsia significativa na literatura. Descobertas provenientes de hipóteses piagetianas (Greenspan, 1981) mais confirmam e complementam esses achados do que os contradizem, embora os períodos se achem diferentemente delimitados e o critério de observação repouse mais no desenvolvimento das capacidades da criança do que nas relações objetais.
A comparação dos dados obtidos por Greenspan e por Mahler, através da leitura de suas obras, pode enriquecer e aprofundar os conhecimentos dos alunos a respeito.
As primeiras causas dos sintomas, do ponto de vista psicanalítico, como vimos, remontam à fase oral. Elas se remetem tanto a fatores subjetivos da própria criança, como a experiências de fato ocorridas, nas quais desempenham um papel importante a mãe e o pai.

Aula III
A FUNÇÃO MATERNA NO DESENVOLVIMENTO EMOCIONAL

Mahler *et al.* (1975) pesquisaram, em condições de laboratório, o desenvolvimento emocional da criança, nos seus primeiros dois anos de vida (na fase oral), através de suas interações com a mãe. Constataram desta forma o papel da mãe no processo de separação e individuação pelo qual passa a criança nesta fase e as suas conseqüências para toda a formação da personalidade e para a vida adulta.

Mahler dividiu a fase oral em quatro grandes subfases, às quais denominou simbolicamente "Autismo Normal", "Simbiose Normal" "Treinamento" e "Reaproximação", após as quais inicia-se uma fase de consolidação da individualidade e da constância Objetal que perdura pelo resto da vida.

Vamos, nesta aula, falar destas quatro subfases da fase oral, de suas subdivisões e da função materna em cada uma delas, seguindo o esquema abaixo:
 1. Autismo Normal
 2. Simbiose Normal
    a. A Saída da Simbiose ou o Desabrochamento
 3. Treinamento
    a. Treinamento Inicial
    b. Treinamento Propriamente Dito
 4. Reaproximação
    a. Início

b. Crise de Reaproximação
c. A Distância Ideal na Reaproximação
5. A Função da Mãe na Literatura Psicanalítica.

1. Autismo normal

Mahler dá o nome de "Autismo Normal" à primeira subfase oral, em que a libido está totalmente investida no próprio Sujeito. Não há a mínima percepção do Objeto e, segundo a autora, a fantasia da criança é de que ela mesma satisfaz as suas próprias necessidades. Mas é justamente em função do suprimento e dos cuidados oferecidos pela mãe que a criança poderá ficar tranqüila, relaxada, dormindo mais do que acordada como é o normal na fase, ter um desenvolvimento sadio do narcisismo primário que marca fortemente este período e emergir no tempo certo e sem traumas para a fase seguinte.

Traumas nesta fase por impedimentos, ineficiência ou rejeição por parte da mãe podem gerar, na vida futura, insônia, dificuldade de descontrair e relaxar, um sentimento apriorístico de rejeição e sérias feridas ao narcisismo.

O "Autismo Normal" cobre os primeiros dois meses de vida da criança.

2. Simbiose normal

O termo "simbiose" não é utilizado por Mahler no sentido que lhe é comumente atribuído em psicologia. A autora se refere especificamente a um período de vida que vai dos 2 até os 7 ou 8 meses e que apresenta as seguintes características:

Bem no início da simbiose a criança começa a demonstrar um mínimo de capacidade de percepção e diferenciação e passa a ter uma vaga idéia de que a satisfação de suas necessidades não provém totalmente dela própria. Ela já pressente a existência do Objeto, mas como que parte integrante do próprio Sujeito, formando com este como que uma união dual. Toda a libido é investida nesta união.

O processo de diferenciação prossegue no decorrer da fase e ocorre paralelamente às experiências de prazer e de dor e, em meio à simbiose, a criança já percebe a existência de uma realidade exterior à união dual, à qual atribui as experiências de dor, sendo que o prazer é atribuído à união em si.

Durante toda a fase simbiótica o Objeto diferencia-se cada vez mais do Sujeito e a libido se investe cada vez mais no Objeto.

Há uma forte necessidade de estimulação na criança e, dependendo da qualidade e quantidade de estímulos (Greenspan, 1981, confirma este dado em sua pesquisa, embora ela não seja psicanaliticamente orientada) e de respostas adequadas por parte da mãe às suas necessidades, a criança terá ou não a oportunidade de aprender adequadamente os comportamentos deliberados e terá ou não a sensação de que sabe se fazer cuidar. Esta é uma fase em que é grande a sensação de onipotência da criança, de modo que a capacidade da mãe de atendê-la e estimulá-la será interpretada por ela como decorrente de sua própria capacidade de obter do Objeto tudo de que necessita.

A mãe omissa passará à criança uma sensação de que não conta com o Objeto e fará provavelmente com que se precipite para a saída da simbiose, o que, ocorrendo prematuramente, criará uma série de dificuldades. A confiança básica poderá ficar seriamente abalada, bem como a capacidade de entrega e a esperança. Componentes maldosos poderão formar-se dentro do próprio indivíduo. Por outro lado, a mãe superprotetora poderá levar o bebê a prolongar-se em excesso na simbiose e a carregar para o resto da vida, com intensidade, os resquícios desta fase, cuja principal característica seria uma excessiva dependência.

A) *A saída da simbiose ou o desabrochamento*

A saída da simbiose, ou a saída do "ovo" como diz Mahler, ou o desabrochamento, ocorre entre os 6 e os 8 meses de idade, iniciando-se quando a criança consegue perceber a mãe por inteiro, totalmente separada dela, e a libido continua investida nela, mas também em pessoas que a criança consegue agora perceber, como ao ambiente em geral. Há um decréscimo do narcisismo nesta fase, pois a criança se preocupa mais com o mundo exterior que consegue perceber, do que com ela própria. Juntamente ocorre uma sensação de impotência diante da percepção que a mãe pode ir e vir, independentemente de sua vontade.

Mahler mostra, entretanto, que, do ponto de vista da individuação ocorrem fenômenos mais significativos que esta impotência tão assinalada pelos diversos autores. A criança passa a se interessar pelo meio ambiente, a desenvolver habilidades, fazer coisas, manter-se de certo modo ocupada, e isto vem contrabalançar a dor pela perda da posse onipotente do seio no período anterior, e mitigar a própria sensação de impotência.

É também nesta fase que a criança passa a desenvolver, dentre as inúmeras capacidades que possui, aquelas que parecem atender às expectativas do Objeto.

A função da mãe, neste período, é estimular, aceitar e promover o desenvolvimento das habilidades da criança, permitindo-lhe testar suas primeiras potencialidades, num ambiente relativamente protegido. Sem isto as habilidades motoras da criança poderão vir a ser prejudicadas ou intervir um bloqueio no desenvolvimento normal da curiosidade.

Ao fim deste período, por volta dos oito meses de idade, sobrevém o que Spitz (1957) chama de "ansiedade frente a estranhos". Spitz e Wolff filmaram crianças em estado de ansiedade frente a estranhos. Esses bebês, em geral de oito meses, faziam o possível para eliminar a visão do estranho. Mahler observa, com muita propriedade, que, no filme, tão logo o estranho se afastava, as crianças estendiam a cabecinha olhando-o com curiosidade.

As crianças com predomínio da ansiedade sobre a curiosidade muitas vezes começavam a mostrar, na pesquisa de Mahler, também uma evitação física de contato com a mãe. Isto ocorria mais freqüentemente com crianças que haviam sido negligenciadas pelas mães durante a simbiose.

Assim parece que a função provedora, nutritiva e estimuladora da mãe no período simbiótico vai ter conseqüências para a capacidade futura do indivíduo de curtir ou pelo menos tolerar o contato físico, de lidar com o novo, o desconhecido e do seu nível de ansiedade.

3. O treinamento

A) *Treinamento inicial*

O treinamento inicial se superpõe cronologicamente ao final do desabrochamento. Inicia-se por volta dos 7-8 meses e vai até os 10-12 meses.

A consciência da separação e a individuação são favorecidas, nesse período, pela capacidade que a criança tem agora de diferenciar seu corpo do da mãe, de estabelecer um vínculo específico com ela e pelo crescimento e funcionamento autônomo do seu aparelho psíquico, sempre ao lado da genitora.

O interesse da criança pela mãe se estende a objetos inanimados, de início provenientes dela mesma, a saber: um cobertor, uma fralda, um brinquedo que ela oferece, ou a mamadeira que ela deixa em suas mãos à noite.

No entanto, embora a criança se deixe absorver por essas atividades, o interesse pela mãe é definitivamente maior. Esta continua sendo o centro do seu universo.

Dada a expansão da capacidade locomotora nesse período, abre-se o universo da criança. Ela não só se familiariza com novos aspectos da realidade, como passa a ter um papel mais ativo na determinação da proximidade ou distância da mãe.

A locomoção e as novidades que descobre no mundo são constantes fontes de prazer. Cada unidade de prazer compensa e satisfaz os sentimentos depressivos provenientes do desabrochamento. A visão aí é diferente da visão kleiniana. Nem toda a criança se coloca na posição depressiva de forma tão intensa como a descrita para a "posição depressiva", e os sentimentos depressivos que porventura possam existir podem ser contrabalançados pelo prazer da locomoção e exploração do universo.

O papel da mãe nesta fase é apontar direções e caminhos para a criança, ao mesmo tempo que ficar disponível para quando a criança dela precise. É preciso também que a mãe desfrute da crescente autonomia de seu filho. Sem isto a capacidade de exploração do universo deste último pode ficar comprometida.

B) *Treinamento propriamente dito*

A criança começa a andar sobre os seus dois pés em posição ereta. Ganha distâncias por ela mesma, sem precisar do auxílio de ninguém, vai onde quer e até onde deseja, volta quando sente vontade. Olha o mundo sob uma nova perspectiva, pois o seu plano de visão se modifica à medida que se equilibra sobre os dois pés. A sua ótica torna-se horizontal. Mirando o mundo nessa posição mais vantajosa, ela se depara com aspectos inesperados em constante mutação. E, com isso tudo, inicia-se o seu "caso de amor com o mundo".

O infante parece inebriado com as suas capacidades e com a grandeza do seu próprio universo. Entra em contato fácil com qualquer pessoa. Por exemplo, os adultos que desempenham funções de cuidar dele nas creches são logo aceitos.

No período de treinamento, o narcisismo está no auge. Toda a energia e o interesse da criança se dirigem para o exercício de suas próprias habilidades motoras. Manifesta-se, ainda, neste período, um comportamento que Mahler interpretou como a tentativa de fugir da fusão com a mãe e de sua absorção. Os primeiros passos que a criança dá — e é preciso salientar que dar esses primeiros passos é o objetivo deliberado na vida da criança nesse período — são, segundo observações da autora, ou bem em direção oposta à que se encontra a mãe, ou bem na sua ausência. Deduz daí Mahler que os objetivos da criança na fase do treinamento estão longe da mãe, ou estão especificamente no desligamento da mãe, ou em uma relação independente.

A função da mãe, neste período, seria a de encorajar a criança, de forma amorosa, na busca de seus objetivos. Deixar que vá e que seja independente, mas ao mesmo tempo ficando em disponibilidade para acudir tão logo a criança dela precise. Quando a criança se machuca ou se frustra nesta fase, ela corre imediatamente para a mãe. Se esta não se encontra presente no momento, observa-se forte tensão no pequerrucho, que se introverte ou chora para aliviar a tensão.

Se a mãe desencorajar a criança de ser independente, isto é, do seu objetivo de vida daquela fase, ter objetivos se tornará assustador para ela e poderá assim persistir pela vida afora. Ela poderá tornar-se um indivíduo do tipo que sempre sente que não tem para onde ir, ao mesmo tempo tendo medo de ir para onde quer que seja.

Se a mãe deixar a criança livre, mas não estiver presente quando esta a solicitar, o resultado pode ser mais ou menos o mesmo, ou pode resultar numa introversão excessiva, ou numa "fragilidade", numa constante necessidade de proteção. Enfim, os resultados serão diferentes dependendo do que tiver ocorrido nas demais fases do desenvolvimento.

4. Reaproximação

A) *Início*

Por volta dos 15 meses, observa-se importante modificação no tipo de comportamento da criança em relação à mãe; esta passa a ser vista como uma pessoa com quem a criança quer compartilhar as suas constantes descobertas sobre o mundo. A maior evidência desse novo tipo de relacionamento é o fato de a criança trazer constantemente coisas à mãe, encher seu colo com objetos que ela encontra no seu mundo em expansão. Esses objetos lhe parecem todos muito interessantes, mas mais interessante ainda é compartilhá-los com a mãe.

A criança começa a perceber que a mãe é "o outro", dando-se conta de que os desejos dela nem sempre são os seus próprios. E começa a apresentar uma raiva, lutando agressivamente por suas vontades, seus objetivos, sempre que estes não podem ser alcançados.

Ocorre, nesta fase, o que Spitz (1957) chama de "identificação com o agressor". O agressor era o adulto que antes dizia "não", causando desprazer. Agora o seu "não" passa a ser instrumento da criança para causar desprazer ao adulto (Freud, A., 1951).

47

Juntamente com o aprendizado da palavra "não" inicia-se também o pensamento abstrato.

Nesta fase, ainda, começa a aparecer o entendimento de que existem outras crianças, mais parecidas com ela própria, que os adultos, porém também diferentes.

Segundo Mahler é neste período também que a criança percebe com maior clareza a existência de uma relação especial entre seu pai e sua mãe.

O papel da mãe, neste período, bem como nos outros, é, de certa forma, o de gratificar as necessidades da criança, de uma forma oportuna e construtiva, nutri-la psicologicamente, ajudando-a, ainda, a fazer concessões.

B) *Crise de reaproximação*

Entre os 18 e os 21 meses, o que mais caracterizava as crianças observadas no laboratório por Mahler, eram reações muito peculiares à ausência da mãe que ocorriam paralelamente com a sua própria tendência a se separarem e a se transformarem em seres autônomos.

As crianças começavam a entender que, embora ausente, a mãe estaria em algum lugar onde poderia ser encontrada. E se na etapa anterior, a ênfase verbal recaía sobre a palavra "não", agora ela recaía sobre a palavra "onde". Elas queriam ser informadas para onde a mãe se ausentava.

Mas mesmo sabendo para onde ia a mãe, a criança, nesta idade, não aceitava bem a condição de ter sido passivamente deixada. Ela teria preferido tomar a iniciativa de se separar, ou "abandonar", o que aliás gostava de fazer. Gostava de separar-se da mãe para ir brincar com outras crianças dirigidas por grupos de orientadores.

No entanto, quando era a mãe a sair, a tendência da criança era deprimir-se, agarrar-se à mãe e, de início, não aceitar nenhuma brincadeira proposta pela recreacionista ou pelos observadores.

Freqüentemente, durante os momentos de intensa angústia emocional que se sucediam quando a criança era deixada, ela se agarrava a uma das observadoras, querendo sentar-se no seu colo, ficando sonolenta ou comendo docinhos. Mahler analisava esta reação como um desejo de retorno à mãe simbiótica.

Enfim, esta fase era caracterizada ao mesmo tempo que pela ambivalência do eu, oscilando entre o agarrar-se e o deixar ir, pela cisão e clivagem do Objeto. Tal cisão Objetal podia observar-se através de um comportamento do seguinte tipo: na ausência da mãe, a criança mostrava que só esta era boa e que a observadora era má e toda a sua raiva se dirigia contra a observadora, preservando a mãe. Isto era mais provável de acontecer com crianças cuja relação com a mãe não era boa.

A criança nesses casos não dispunha de linguagem suficiente para verbalizar a idéia de que a observadora era má, mas isto era deduzível do seu comportamento. Ela ficava o tempo todo "esquisita", rejeitando tudo o que a observadora fizesse e chamando pela mãe. No entanto, a mãe boa parecia existir somente na fantasia. Quando esta regressava, a criança a recebia com um tipo de "o que você trouxe para mim" e uma série de reações de raiva e desapontamento.

Mas a cisão poderia se produzir também de outra forma. A criança se encantava com a observadora e rejeitava totalmente a mãe.

Por outro lado, como já dissemos, a criança desejava ela mesma separar-se da mãe e não ser abandonada. Queria sentir-se grande e auto-suficiente. Almejava, no fundo, que a mãe satisfizesse os seus desejos sem que isto aparecesse como sendo proveniente da mãe. Ela queria sentir que fora ela mesma quem conseguira.

A maioria das mães apresentava dificuldade e certa irritação com esse comportamento da criança. A resposta materna mais funcional era aquela em que de alguma forma ela conseguia nivelar a relação criança-mãe. A criança então não se sentia mais dependente mas, ao contrário, participava dos poderes ainda até certo ponto sentidos como mágicos da mãe. Por outro lado era importante, ainda, que, vez por outra, a mãe fosse capaz de atender às necessidades simbióticas da criança que voltavam a reaparecer nesse período.

C) *A distância ideal na reaproximação*

A crise de reaproximação se atenua quando a criança encontra aquela distância da mãe, na qual se sente bem.

O estabelecimento da distância ideal inicia-se em geral aos 21 meses e vai até os 24. A criança é favorecida neste processo pela linguagem verbal que se desenvolve e que a ajuda a pedir o que necessita.

Até então, todas as crianças apresentavam o mesmo comportamento típico das fases de desenvolvimento. Ou seja, todas as crianças que haviam nascido em condições normais e não eram objetos de traumas ou situações inusitadas, eram iguais na sua reação. Nesta idade cada qual começava a adquirir uma individualidade própria. A criança formava também a capacidade de julgamento negativo (saber o que é certo o que é errado) a qual, em grande parte, substitui os mecanismos de repressão (Sptiz, 1957).

Mesmo nas crianças que evoluíram normalmente até essa idade

49

não podemos idealizar o papel que teve a mãe nessa evolução. Em algum período ela teve mais dificuldades com a criança e em outro lhe proveu maiores gratificações.

É de se supor — embora Mahler não afirme isto explicitamente — que a relação Objetal que imperava durante a fase mais gratificada tende a se representar com maior intensidade no aparelho psíquico. Também a relação Objetal em que houve traumas — isto se os houve — tende a se perpetuar e buscar a sua constante confirmação na realidade exterior (repetição compulsiva). Mas é de se supor também que os períodos em que a mãe atuou de forma omissa, ou que, por alguma razão, não foram suficientemente vivenciados, criem lacunas dentro do aparelho psíquico, ou seja, determinadas relações Objetais não são ali representadas e, portanto, não podem ser exteriorizadas mesmo quando circunstâncias exteriores as solicitam.

De um modo geral, a função da mãe no desenvolvimento emocional é formar o padrão de relação Objetal que será revivido em todas as relações significativas da pessoa, até da esposa com o marido como mostra Klein (1932).

5. A função da mãe na literatura psicanalítica em geral

Em *Nova Série de Conferências de Introdução à Psicanálise* (1915-17), Freud assinala a importância da mãe para o desenvolvimento da feminilidade mais ostensivamente na filha e, de forma subjacente, mas também necessária, no filho.

Em "Futuro de Uma Ilusão" o autor nos mostra a função da mãe como protetora da ansiedade.

Alguns autores afirmam que, na fase pré-natal, a mãe tem, entre outras coisas, o papel de uma barreira a estímulos, protegendo o feto daqueles que poderiam desestruturá-lo. Ao nascer, o próprio ego da criança incorpora esta barreira (Spitz, 1957).

Como mostra Winnicott (1965), a mãe tem uma função específica como primeiro Objeto da criança, que deve ser o bastante bom para, de início, sustentar o seu ego frágil e, depois, ajudá-la a passar da onipotência para a adaptação à realidade.

Na fase anal, a função da mãe está basicamente ligada aos cuidados com a limpeza e ela poderá influir diretamente na formação ou não de fixações no período (Sterba, 1960).

O papel da mãe nutridora, capaz de gratificar as necessidades da criança tem também sido enfatizado na literatura. Há uma idealização, em geral, por parte da criança pequena desta capacidade, na medida em que ela a vê como possuidora de todas as coisas boas e capaz, portanto, de prover constantes gratificações (Klein, 1969). A atuação da mãe também poderá ajudar a criança a aceitar a realidade e a formar em sua mente a imagem de uma figura prestativa, capaz de ajudar, inspirada na mãe real, imagem essa com a qual ela própria irá se identificar.

Greenacre (1960) havia pesquisado a influência das experiências de prazer e dor da criança para a formação de sua imagem corporal. A mãe capaz de gratificar as necessidades da criança, e, conseqüentemente, favorecer as experiências de prazer, contribuiria para a formação de uma boa imagem do próprio corpo.

Resumo

É a teoria psicanalítica que nos fornece os maiores subsídios para entender o papel da mãe no desenvolvimento emocional sem ficar em total superfície. A teoria psicanalítica nos dá a possibilidade de entender melhor a psicodinâmica do indivíduo, definindo o papel que poderia ter desempenhado nele, em dado momento, a mãe real.

Há várias alusões na teoria psicanalítica à função da mãe. A primeira de todas seria a de gerar o bebê, mas durante a gestação ela já exerce, de acordo com essas teorias, uma dada função. Durante a fase oral, ela é o primeiro Objeto da criança e sua importância é enfatizada por Winnicott. Este autor (1965) nos dá importante contribuição ao enfatizar o fato de que, no início do desenvolvimento, a criança necessita de uma "mãe suficientemente boa", pois o ego ainda muito frágil deve ser de início sustentado. Se tiver esta mãe, tem também uma necessária experiência de onipotência, que o auxilia a fazer face às angústias que surgem no início do desenvolvimento. E se a mãe continuar sendo "suficientemente boa", ela ajudará seu bebê a prosseguir das experiências de onipotência em direção a uma crescente adaptação à realidade.

Na fase anal, estão afeitos a ela os hábitos de limpeza e, na fase genital, ela influencia a formação da feminilidade. De um modo geral ela tem um papel importante na gratificação e frustração das necessidades da criança e em ajudá-la a fazer uma composição entre as suas expectativas e as limitações da realidade.

A sua função durante a fase oral é de importância fundamental, pois é nesta fase que a criança vai formar o seu primeiro quadro de referência psicológico que determinará o significado das experiências em períodos posteriores. A pesquisa de Mahler se dirige à fase oral, a qual consegue subdividir em várias etapas meticulosamente, válidas para todas as crianças. A autora estuda precisamente os vários níveis de interação da criança com a mãe e mostra como esses

51

vão levando a criança gradativamente a uma separação exterior e depois interior da mãe e à consolidação da própria individualidade. Fica claro que a cada etapa a função da mãe é diferente. Foram apresentadas nesta aula as várias etapas em detalhes.

Aula IV
A FUNÇÃO DO PAI NO DESENVOLVIMENTO EMOCIONAL

A identificação com o pai tem uma significativa influência na formação do superego. Ele serve como espécie de modelo a ser incorporado.

O superego, segundo as investigações clínicas de Klein (1969), principia a se formar no primeiro ano de vida e é, de início, extremamente sádico e cruel (veremos os motivos logo adiante). Esta instância psíquica vai ser plenamente elaborada durante a vivência edípica, na fase genital, processo este que será facilitado pela presença e atuação do genitor real. Se este for severo e autoritário, pode concorrer para o enrijecimento do superego da criança. Se for cruel poderá reforçar o sadismo latente. Se for ausente, poderá inviabilizar uma reestruturação mais humana e socialmente aceitável do superego primitivo.

Por outro lado, identificar-se com o pai é tão importante para a mulher como para o homem. No caso deste último, a importância é evidente. O modelo do pai não só dará as diretrizes, em essência, de como exercer a masculinidade e o poder patriarcal, mas será básico para a formação da personalidade como um todo.

Em se tratando da mulher, Klein (*op. cit.*) nos mostra que, no processo de desenvolvimento que poderíamos chamar de normal, também ela em certa medida se identifica com o pai. Possuir as qualidades deste é importante para o relacionamento com a figura materna.

Dependendo em parte de fatores inatos, em parte das experiências vividas no primeiro ano de vida e, em parte, da atitude e atuação do próprio pai, a criança poderá temê-lo tanto a ponto de não conseguir realizar a identificação. Cabe ao pai, portanto, facilitar o processo de identificação dos filhos.

Assim tendo dado em linhas gerais o conteúdo desta aula, vamos passar a esmiuçá-la tópico por tópico, como se segue:
1. As idéias de Freud a respeito do papel da figura paterna na formação do superego.
   A) Função do pai como diferente da função da mãe
   B) A formação do superego propriamente dito
2. As contribuições de Klein.
   A) A formação do superego nos primórdios da vida
   B) O desenvolvimento do superego na vivência triangular

1. As idéias de Freud a respeito do papel da figura paterna na formação do superego

A) *Função do pai como diferente da função da mãe*

Segundo Freud (1923), a primeira e a mais importante identificação do indivíduo é com o pai. Seria talvez também com a mãe se considerarmos a identificação que se realiza antes da percepção de que existem diferenças entre os dois sexos. Quando essa percepção ocorre, há então uma maior valorização do pai em detrimento da mãe, em face da maior valorização do homem na nossa cultura, havendo por conseguinte uma tendência maior para querer igualá-lo. A identificação com o pai resulta, pois, na formação do superego, que contém em si não só coerções, restrições e valores, mas também o próprio modelo do pai. É preciso considerar, diz Freud em *Totem e Tabu*, que em todas as aquisições morais, o sexo masculino parece adiantar-se ao feminino. Ele as assimila e depois as transmite ao feminino. E na nossa cultura os símbolos da autoridade e da moral são masculinos.

Assim, o superego poderia ser imaginado como que dividido em duas partes: uma inconsciente, de papel eminentemente repressor, formada nos primórdios da vida através da incorporação no aparelho psíquico tanto do pai como da mãe; outra consciente, formada mais tarde, através da identificação com o pai.

A maneira de ser do pai real passará a ter maior peso na formação da parte consciente do superego do que na inconsciente. Em *O Ego e o Id*, Freud esclarece que se o curso do desenvolvimento for o mais comum, haverá uma identificação com ambos os pais, predominando a com a figura do mesmo sexo. Isto deu origem a que outros seguidores — aparentemente dissidentes de Freud — tenham formulado que a influência do pai e da mãe no desenvolvimento da criança se dá de forma inversa no caso do filho homem e da filha mulher.

Mas, sempre ao se tentar diferenciar a influência exercida pelo pai e pela mãe é preciso um certo cuidado. Muitas vezes essas influências se acham imbricadas e só podem ser diferenciadas num nível muito superficial, em que consideramos só o aparente. É preciso levar em conta (Klein, 1932) que as atitudes, sentimentos e fantasias da criança em relação ao pai são a transposição de um quadro de referência já formado com a mãe.

B) *A formação do superego propriamente dito*

Vamos falar agora do uso que faz o psiquismo, durante o seu desenvolvimento, da figura paterna, independentemente da atitude real do pai.

Diz Freud (1926) que as escolhas Objetais durante a fase oral, que recaem sobre o pai ou sobre a mãe, parecem ter como desenlace normal uma identificação com um dos pais, por ocasião do período sexual dominado pelo complexo de Édipo.

Nos casos mais simples, o menino, muito precocemente, investe de libido sua mãe, o que já se principia na experiência ao seio. Do pai ele se apodera por identificação. A ligação libidinosa com a mãe e a identificação com o pai caminham paralelamente até que, em virtude da intensificação do desejo pela mãe e da percepção do pai como obstáculo, surge o complexo de Édipo.

A identificação com o pai assume, então, um aspecto hostil e se transforma no desejo de suprimi-lo para substituí-lo junto da mãe.

Ao ser dissolvido o complexo de Édipo, a ligação libidinosa com a mãe é em geral substituída por uma identificação com o pai, consolidando-se desta forma a existência de um superego. Nos casos que ele chama de complexo de Édipo positivo, a identificação será com o pai, possibilitando uma ligação carinhosa com a mãe e afirmando o caráter masculino do homem. No caso da mulher normalmente se daria o inverso: a identificação com a mãe possibilitaria a manutenção de uma relação carinhosa com o pai. No complexo de Édipo negativo, haveria uma identificação com o Objeto erótico perdido, no caso da menina com o pai e do menino com a mãe.

O mais freqüente é o duplo, positivo e negativo ao mesmo tempo, ao qual Freud chama de complexo de Édipo completo, sendo tanto menor a preponderância de uma parte sobre a outra, quanto maior o caráter bissexual do indivíduo. Nos casos comuns, a preponderância será o do mesmo sexo e, nos casos de homossexuais, muitas vezes a preponderância poderá ser a do outro sexo.

Mas boa parte do complexo de Édipo só desaparece mediante a repressão, tarefa para a qual o indivíduo precisa emprestar forças ao pai real. Daí para a frente o superego tentará reproduzir e conservar as características do pai e será tão mais forte quanto o foi o complexo de Édipo. Criando uma expressão duradoura da influência dos pais, o superego eterniza a existência daqueles momentos aos quais a citada influência deve sua origem. Quando crianças, conhecemos, admiramos e tememos estes seres elevados, e depois os acolhemos dentro de nós.

Embora a intensidade ou rigidez do superego se prenda em parte ao complexo de Édipo, aos sentimentos de culpa que dele derivam e às experiências nos primórdios da vida, ela poderá ser mitigada ou aumentada em função da ação do pai real.

Assim como, nas culturas, da admiração e veneração pelo pai partem todas as religiões, assim também no indivíduo o tipo de relacionamento que se teve com o pai dará origem à atitude em relação a Deus e será determinante da relação com mestres e figuras de autoridade no futuro.

Na parte inconsciente do superego atuam mecanismos repressores dando origem a sentimentos de culpa. Na parte consciente residem mandatos e proibições que efetivamente se originaram do pai real e que formam a consciência e a censura moral.

Em *O declínio do complexo de Édipo* (1924), Freud afirma que a autoridade do pai é introjetada e forma, de certo modo, a base do superego que adquire a severidade do pai real e perpetua a proibição do incesto. Isto se dá em grande parte em função do temor de ser castrado pela figura paterna.

2. As contribuições de Klein

A) *A formação do superego nos primórdios da vida*

Segundo Klein (1948), a gratificação que a criança experiencia ao seio a capacita a voltar seus desejos também para outros Objetos, em primeiro lugar para o pai (ou mais especificamente para os seus genitais). Algum nível de frustração ao seio sempre ocorre, mas se este for excessivo, a criança desviará o seu interesse do mesmo para voltá-lo para os genitais do pai, no qual irá buscar gratificação oral.

A autora havia dito (1932) que ao renunciar ao seio em benefício do membro do pai, a menina se identifica com a mãe, mas quando frustrada novamente nesta situação, identifica-se com o pai, o qual, na imaginação da criança, recebe do seio e do corpo da mãe as mesmas satisfações que ela, criança, recebia e às quais teve penosamente que renunciar. Rouba, então, na fantasia, sadicamente o membro do pai e projeta no pai seu próprio sadismo. Depois incorpora a figura do pai sádico que forma o esboço inicial do seu superego, essencialmente cruel.

Possuidora do membro do pai, ela poderá mais tarde, na fantasia, colocá-lo à disposição da mãe e reparar assim os danos que lhe causou ao roubá-lo do pai.

Se, por temor do pai, não houver possibilidade de identificação com ele, a fantasia será a de ter destruído o seu órgão, mas sem tê-lo incorporado todavia e portanto sentido-se incapaz de reparar os danos efetivados.

A função do pai no desenvolvimento da criança seria essencialmente a de favorecer o processo de identificação, importante para o menino na formação de sua identidade masculina e, para a menina, na utilização dos mecanismos de reparação.

No entanto, o medo do pai que pode impedir uma identificação favorável, muitas vezes não é atribuível ao comportamento do genitor real. Tal medo pode existir na menina em função da própria fantasia de ter-lhe roubado algo de muito precioso.

O medo do pai pode ser uma extensão do terror anteriormente sentido da mãe, à qual a criança associava, na fantasia, o membro viril, transformando-a numa figura fálica. Ou, como assinala Petot (1979), o medo do pai pode ser associado ao sadismo que, proveniente de fontes orais, anais e uretrais, se dirige à figura combinada dos pais (pai e mãe unidos no ato sexual como se fossem um só, em geral a mãe má e o pai castrador) na fase genital, por ocasião do complexo de Édipo.

B) *O desenvolvimento do superego na vivência triangular*

Segundo Klein (1945), ao perceber sua mãe como pessoa, como Objeto total, a criança começa também a perceber o pai, ligado a ela, mãe. Percebe a existência de um forte vínculo entre ambos, o qual, na sua fantasia, seria de natureza oral. Ela fantasia o vínculo de acordo com a sua própria experiência que, naquele período, é predominantemente oral.

Ao desligar-se ou ser desligada do seio, a criança começa a formar símbolos em substituição à gratificação dos desejos. Simbolicamente imagina o que seria o pênis. Sterba (1960) acrescenta que os prazeres, emoções e vivências de fases posteriores exercem certa influência sobre a fase anterior por antecipação.

Se a criança for do sexo maculino, ela intui que o pai é mais parecido com ela do que a mãe e acha mais fácil conhecê-lo. Mas percebe que, mesmo parecido, é também diferente.

Incluir o pai em seu mundo permite à criança diversificar suas reações.

Quando o pai entra no sistema de fantasias da criança, entra também a cena primária. A fantasia da cena primária (ato sexual que deu origem à própria criança) estará em relação direta com a própria experiência da criança ao seio.

Na fase genital, com o aparecimento do complexo de Édipo, a criança do sexo masculino vai competir com o pai de forma hostil, mas ao final do período, se tudo correr bem, realizará uma identificação e uma aliança com ele. Embora, segundo Freud, um certo sentimento de ambivalência em relação a ele perdurará sempre. A figura paterna poderá ser sentida como afim e aliada, mas também como rival e ameaçadora. No caso da menina, esta competição e aliança serão vividos com a mãe. O pai será o objeto do amor e assim poderá permanecer por muitos anos, muito após o término da fase genital e até a idade adulta.

Em seqüência às idéias de Freud e Klein surge a pesquisa de Mahler.

Mahler *et al.* (1975) nos mostram que a competição com o pai dá-se por volta dos 15 meses, tanto no menino como na menina. A pesquisa laboratorial evidencia que é nesta fase que a criança descobre a existência de outras crianças e, ao mesmo tempo que deseja interagir com elas, compete. Nas situações de laboratório, nesta idade, tudo o que era dado a uma criança, a outra queria ter imediatamente, com acessos de raiva dirigidos para a obtenção desse objetivo, caso seu desejo não fosse atendido. Nesta fase, a criança se relaciona com o pai dentro desta mesma perspectiva. É o outro a quem a mãe distribui os seus favores, mas é também a figura com quem ela mesma quer interagir.

Resumo

Nesta aula, só demos pistas para os alunos pesquisarem que tipo de influência pode ter sobre os filhos esta ou aquela atitude do pai e nos preocupamos mais com a discussão de certos temas cen-

trais, básicos, essenciais para um entendimento mais profundo das teorias a respeito das conseqüências do comportamento do pai. Um dos temas básicos que foi visto é a extensão da influência real do pai e a extensão da importância das fantasias da criança em torno da figura paterna.

A figura do pai é importante para a formação do superego, tanto no menino como na menina. Em certo sentido, embora o superego se forme em tempos muitos precoces da vida da criança, mais sob influência da mãe do que do pai, e também em decorrência das características inatas do bebê, um pai ausente pode dificultar a identificação necessária que resultaria numa consolidação sadia do superego. Um pai autoritário ou cruel poderia contribuir para uma severidade ou rigidez excessiva desta instância psíquica. Os alunos devem pesquisar as teorias existentes.

Outro tema de que trata esta aula refere-se à discussão se o papel do pai seria mais relevante que o da mãe na formação do superego, em que medida e por que. É preciso levar em consideração que os símbolos de autoridade da nossa cultura são predominantemente masculinos e que vivemos numa cultura patriarcal onde as normas, via de regra, são — ou deveriam ser — ditadas pelo chefe da família, o pai.

Aula V
RELAÇÃO TERAPEUTA-PACIENTE E A PRÁTICA PSICANALÍTICA

Freud contribuiu com dois conceitos básicos para o entendimento da relação terapeuta-paciente; de um lado, a transferência e a contratransferência (1912) e, de outro, os mecanismos de defesa (1920). Vamos definir estes conceitos, mostrar como surgiram originariamente na obra de Freud, a sua relação com a "resistência", como se mantiveram na literatura e as contribuições de vários autores.

1. Transferência e contratransferência

É preciso explicar, antes de mais nada, o que é, em psicanálise, um "Objeto interno". De um modo muito genérico, podemos dizer que o Objeto interno é alguém significativo que pertencia antes ao mundo externo e depois foi incorporado ao mundo interno. Assim, vivem dentro do indivíduo o Sujeito e o Objeto, o outro que foi internalizado. A internalização do Objeto externo significa que o indivíduo dá vida interior, em seu *self*, a um "alguém" que antes vivia com ele fora, na realidade externa.

Do ponto de vista psicanalítico, existe em todos nós um Sujeito e um Objeto que mantêm relações entre si. A tendência é atribuirmos às pessoas com quem convivemos o papel de nosso Objeto ou de nosso Sujeito; desta forma, a realidade externa passa a espelhar a realidade interna.

Na situação terapêutica, o paciente tenderá a fazer o mesmo, atribuindo ao terapeuta ora um ora outro papel e desempenhando o complementar. A relação terapeuta-paciente consiste em o primeiro não responder do modo esperado, mas, em vez disto, interpretar o que está ocorrendo, clarificando para o paciente a sua realidade interior.

A interpretação acabará por envolver as relações mais primárias entre Sujeito e Objeto no paciente, aquelas que se formaram ao longo das fases do desenvolvimento psicossexual sob a influência da mãe e do pai.

E é através da interpretação, no contexto da relação terapeuta-paciente, que este último poderá modificar a natureza das suas relações Objetais intrapsíquicas e, conseqüentemente, a sua interação com os Objetos do mundo exterior, quais sejam, outras pessoas, seu próprio corpo, suas posses, suas aquisições, etc.

A transferência é a transposição ou o deslocamento do Objeto interno para a figura do analista (o paciente vê nele seu próprio Objeto interno) e nutre por ele os mesmos sentimentos que nutria por este Objeto, originariamente, no passado. Ela é favorecida pelo *setting* terapêutico.

Na psicanálise, recomenda-se o uso do divã sobre o qual o paciente deverá se deitar. Este não só propicia o relaxamento físico e psíquico e a possibilidade de voltar para si próprio a atenção, mas um certo alheamento da realidade externa, fazendo aflorar a interna.

Há exceções ao divã no caso das crianças e dos psicóticos, estes últimos que, por seu ego muito fraco, poderiam precipitadamente regredir no divã. Anna Freud propõe modificações específicas em relação à psicanálise de crianças para reforçar o ego.

A transferência é favorecida, ainda, pela aparente isenção de ânimo do terapeuta.

Trinca (1984) assinala que a aparente omissão, frieza afetiva, distanciamento ou não comprometimento atribuídos à postura psicanalítica constituem na realidade a atitude técnica mais adequada para o terapeuta não responder a partir da configuração emocional e cognitiva que o comportamento do paciente nele elicia. Com isto ele permite a maior expressão possível da subjetividade do paciente e possibilita a si mesmo um pensar mais profundo acerca de sua resposta interna, a qual, no profissional analisado é, com grande probabilidade, eco do que se passa na mente do analisando.

Para Racker (1960), a transferência é uma "nova infância" presente a todo momento na terapia, na qual surgem reedições de conflitos antigos, nos quais o paciente tenderia a se portar como se portara outrora. Mas todas as forças, do paciente e analista, devem ser mobilizadas para levá-lo a uma conclusão diferente.

A contratransferência é a transferência do terapeuta para o seu paciente. Ela pode ser estimulada por tudo o que provenha do paciente, inclusive por seus componentes transferenciais. Admite-se que existe sempre, desde o primeiro contato, ainda que nem sempre seja percebida com clareza.

2. Projeção e introjeção: dois mecanismos de defesa

Outros conceitos importantes para entendermos a relação terapeuta-paciente, num enfoque psicodinâmico, são de projeção e introjeção.

Para entendê-los, devemos referir-nos aos mecanismos de defesa do ego como descritos por Anna Freud (1965). Os mecanismos de defesa são recursos de que o ego lança mão para se defender de impulsos provenientes do id, censurados pelo superego. Eles podem ser de dois tipos: os que propiciam a formação de sintomas e os que propiciam a criatividade. Dentre os primeiros, os mais conhecidos são negação, projeção, introjeção, recalcamento, formação reativa, anulação e isolamento. No segundo caso, trata-se de sublimação.

Aqui nos interessa em particular a projeção e introjeção.

Freud definiu projeção (vide em Laplanche e Pontalis) como uma operação pela qual o sujeito expele qualidades, sentimentos e desejos que desconhece ou recusa em si próprio, do *self* e os localiza em outra pessoa ou coisa. Klein introduziu o conceito de "identificação projetiva" que é uma modalidade do mecanismo de projeção que se traduz por "fantasias", pelas quais o Sujeito introduz sua própria pessoa em totalidade ou em parte no interior do Objeto, para o lesar, possuir, ou controlar.

O conceito de Klein envolve complexidade maior e o entendimento de sua teoria sobre o desenvolvimento da libido, de modo que nesta aula vamos nos limitar ao conceito de Freud.

A projeção entra na relação terapeuta-paciente principalmente da seguinte forma: o paciente nega algo em si e o vê no terapeuta, independentemente da realidade deste último.

Mas nem toda a projeção é defensiva e, muitas vezes, ela coincide com aspectos reais da pessoa em que se projeta. A projeção pode estar a serviço do conhecimento do outro. Este é um ponto importante de ser levado em consideração. A preconcepção de que todo material do paciente a respeito da realidade externa é defensivo, poderá forçá-lo a uma introversão, restringir a livre associação de idéias e, por conseguinte, reduzir o "espaço de acolhimento" descrito por Trinca (1988).

Por "espaço de acolhimento", o autor entende um espaço propício a que o cliente possa ter uma experiência emocional sobre aquilo que, estando contido em sua personalidade, ainda não se potencializou. É um espaço das inúmeras possibilidades do vir a ser humano. O acolhimento faculta que todas as potencialidades sejam pensadas. Se não houver o "espaço de acolhimento" nem tudo poderá ser dito.

Como vemos, a projeção pode estar tanto a serviço da defesa do ego contra conteúdos inconscientes censurados pelo superego, como pode estar a serviço do conhecimento.

Num sentido aparentemente inverso à da projeção, opera a introjeção. Esta se caracteriza pela introdução de características do Outro no próprio *self*. Assim, podemos dizer que, no decorrer da transferência, o paciente projeta conteúdos seus no terapeuta, os quais são modificados em função da atitude do terapeuta e, depois, reintrojetados. E isto contribui fundamentalmente para a modificação da personalidade.

3. A resistência

Em *A Dinâmica da Transferência* (1912), Freud afirma: "Não compreendemos por que a transferência de indivíduos neuróticos submetidos à psicanálise é muito mais intensa do que a de outras pessoas não analisadas; e, em segundo, é enigmática a razão pela qual na análise se opõe a nós a transferência como a *resistência mais forte* ao tratamento, se não podemos deixar de reconhecê-la também como substrato do efeito terapêutico e condição de êxito".

Uma evidência de que a transferência acaba gerando resistência é o fato, segundo o autor, de que, muitas vezes, quando o fluir das associações livres do paciente se interrompe e ocorre uma parada em todo o processo psicanalítico, este mesmo fluir será retomado se for analisada a natureza da transferência. Esta, por conseguinte, representava o fator da inibição.

Diz Freud, neste mesmo trabalho, que, à primeira vista, parece um grave inconveniente do método psicanalítico o fato de nele a transferência, a mais poderosa alavanca do êxito, transformar-se na arma mais forte da resistência. Mas, observando mais de perto, a transferência existe em qualquer tipo de tratamento psiquiátrico; apenas, neste não é analisada nem utilizada em benefício da cura do paciente.

Vejamos os principais motivos de haver resistências em psicanálise. Toda neurose tem como condição prévia o processo que Jung descreveu com o nome de introversão da libido, processo que consiste na diminuição da parte da libido consciente e orientada para a realidade e no aumento proporcional da libido inconsciente. Esta última, por estar confinada no inconsciente, é afastada da realidade e alimenta as fantasias do indivíduo.

"Onde a investigação analítica esbarra com a libido oculta em seus esconderijos — diz Freud — tem de se travar um combate. Todas as forças que motivaram a repressão da libido levantar-se-ão, como resistências, contra o trabalho analítico, para manter a situação antiga..."

Mas as resistências que advêm deste fato não são as únicas e nem as mais importantes. O problema é que os complexos psicológicos estão absorvendo a libido, exercendo sobre ela maior força de atração do que a realidade exterior. Para libertá-la é necessário ser vencida esta atração do inconsciente, o que equivale a suspender os mecanismos de repressão dos instintos. É dela que se origina a maior parte da resistência, a qual faz permanecer a doença, mesmo quando em vista do desaparecimento dos fatos que lhe deram origem, ela já perdeu a sua razão de ser.

A análise tem de lutar contra resistências emanadas, pois, de duas fontes: a) da introversão da libido; b) da absorção da energia psíquica ou afetiva por complexos inconscientes.

4. A contratransferência

Como mostra Trinca (1984), o terapeuta, quando analisado, pode utilizar as suas próprias emoções para penetrar em camadas profundas da vida do paciente, sem necessariamente perder a objetividade. Mas, se ele for tomado inadvertidamente por sua contratransferência, poderá reagir a partir da configuração emocional e cognitiva que o comportamento do outro nele elicia. Um exemplo do autor se refere a uma criança que responde à mãe, quando esta lhe diz para guardar os brinquedos, "só se você me der um doce". A mãe, dependendo de sua própria configuração psicológica, poderá intervir com agressão e autoridade, ou poderá aceitar o pedido da criança, ou poderá, ainda, dar-lhe uma explicação sobre a importância de guardar as coisas independentemente do doce. A partir daí se formará um padrão de ação e reação. Se o comportamento se repetir em ludoterapia, por exemplo, a criança dizendo ao terapeuta "só guardo os brinquedos se você me der um doce" e o terapeuta reagir da mesma forma como a mãe, significa que foi tomado inadvertidamente por sua contratransferência e deixou de mergulhar na vida psíquica do seu paciente, naquilo que está sob o padrão de repetição.

5. A neurose de transferência

A carga libídica a se dirigir para o analista, segundo Freud (1912), ater-se-á a certos modelos, relacionar-se-á com "um dos clichês dados no indivíduo em apreço, ou, em outras palavras, incluirá o médico em uma das 'séries' psíquicas que o paciente até então formou". E voltará a se comportar com o médico como se comportara outrora sem lembrá-lo, todavia (1914). Podemos dizer que o analisando não se recorda nada do esquecido recalcado, mas que o vive de novo, constantemente com pessoas diferentes e tenta revivê-lo também com o analista. Não reproduz o que se passou originalmente como lembrança, mas sim como ato, repete-o como ato, sem saber o que faz. Segundo Freud (1914) a transferência nada mais é do que uma repetição, mas é preciso entender que essa repetição tende a ocorrer em outras situações da vida do paciente também.

Diz o autor: "Teremos, pois, de estar preparados para que o analisando se abandone à obsessão repetidora que substitui nele o impulso a recordar-se, não só no que diz respeito à sua relação com o médico, mas também em todas as demais atividades e relações simultâneas de sua vida, por exemplo, quando durante o curso da cura escolhe um objeto erótico, se encarrega de um trabalho ou se entrega a um emprendimento".

O analisando repete em lugar de recordar-se e o faz sob condições de resistência. Vamos ver agora o que realmente repete. Repete tudo o que, tendo sido reprimido, já se incorporou ao seu ser, suas inibições, suas tendências não utilizadas e seus traços patológicos. Repete tudo isto dentro de um fragmento da vida real que ocorreu pela primeira vez na infância e que ele faz por repetir pela vida afora. Em 1920, Freud afirma que se trata necessariamente de um fragmento da vida sexual infantil e do complexo de Édipo.

Quando aspectos da vida sexual infantil e do complexo de Édipo são revividos com o analista, pode se dizer que há uma neurose de transferência.

A cura no caso estaria em tornar consciente o inconsciente e em levar o paciente a se lembrar do que ocorreu pela primeira vez em vez de repeti-lo, substituir o ato pela lembrança. Esta havia sido a formulação inicial de Freud. Em 1920, entretanto, reformulou da seguinte forma o seu pensamento: geralmente o médico tem de permitir ao paciente "viver de novo certo episódio de sua vida esquecida, cuidando de conservar certa superioridade, mediante a qual a aparente realidade seja sempre reconhecida como reflexo de um passado esquecido. Obtido isto, será conseguida a convicção do enfermo e o êxito terapêutico que dela depende".

Isto significa que não se trata apenas de procurar que, em vez de repetir com o terapeuta a situação edípica que o paciente viveu na infância com um dos pais, o paciente se lembre de como ela de fato foi. Deve-se também aceitar a revivência da situação em psicanálise, mas não permitindo que o paciente fique cego com essa revivência, tomando-a como realidade. Através da atividade interpretativa do analista, o paciente perceberá claramente que o que sente e vive agora é apenas uma repetição do que foi, e que o analista não participa de fato desta experiência do modo como seu pai ou sua mãe participaram. Isto produzirá a cura.

É preciso não esquecer a contribuição de Klein (1945), que nos mostra, através da análise de crianças, que o complexo de Édipo é vivido de uma ou outra forma pelo petiz, dependendo de suas experiências junto ao seio no primeiro ano de vida, quando se instalou o seu primeiro quadro de referência, o mesmo que vai moldar a sua vivência na fase edípica. Assim, na relação com o terapeuta, foram revividos não só o episódio central da vivência edípica, mas também as fantasias orais do primeiro ano de vida, as quais merecem ser trabalhadas pelo terapeuta.

A repetição compulsiva é objeto de estudo também por parte dos terapeutas que trabalham com a terapia breve. Eles buscam em geral o "padrão de repetição" na história de vida do paciente. Mas aí a brevidade do tratamento e a forma de manipulação de transferência, em geral evitam que a repetição ocorra também na relação terapeuta-paciente.

6. Contribuições de vários autores

Não parece haver dúvidas, entre os diversos terapeutas, que a transferência — assim como concebida por Freud — possa produzir-se em psicoterapia. A dúvida existe quanto a se é terapêutica ou não. Segundo Lacan (citado por Trinca) ela só se produziria em decorrência de um erro terapêutico. Segundo Polster (seguidor de Fritz Perls) ela deve ser ignorada.

Dependendo de sua linha ou orientação em terapia, o terapeuta proporá uma maneira diferente de se lidar com a transferência.

Freud e Klein preconizavam a interpretação transferencial como o principal, se não o único instrumento para lidar com a transferência embora Freud, em seus trabalhos iniciais sobre agorafobia, previsse a possibilidade de se utilizar o vínculo transferencial para exercer influência direta sobre os pacientes, encorajando-os a sair de casa (leia-se em Bowlby, 1971).

Nos estudos mais recentes de terapeutas (leia-se em Racker, 1960 e Trinca, 1984, 1986, 1988), no domínio da psicanálise, preconiza-se a utilização terapêutica da ressonância — no próprio analista — de conteúdos latentes dos pacientes, conteúdos esses que ainda não têm força para serem expressos a nível verbal.

Segundo Racker (*op. cit.*), todo paciente em geral manifesta apenas parte do que pensa, espera, quer, sente e outra parte passa ao analista, podendo apresentar-se esta, neste último, como se dele fora efetivamente. Ninguém melhor do que Trinca (1988) descreve este processo. Afirma o autor que o paciente evoca imagens na mente do terapeuta — se este o deixar, ficando abandonado a si mesmo sem prejulgamento e sem escravização aos bons princípios da lógica, ou seja, em verdadeiro estado de "atenção flutuante" — imagens essas que refletem certas emoções do paciente, as quais nele estão apenas em estado latente.

Conta o autor que, enquanto uma paciente lhe expunha fortes sentimentos de perda, falava de relações desvitalizadas e destruídas e de como lhe era penoso viver, as imagens na mente do terapeuta eram de raro esplendor, cheias de luz e de colorido e pareciam ter uma relação direta não com o material verbal trazido pelo paciente, mas sim, com a lembrança de uma bela paisagem. Com essa imagem em mente, ele pôde trabalhar tranqüilamente o material que lhe era trazido pela paciente, ajudando-a a realizar uma síntese entre amor e ódio.

Trinca não se delonga a respeito deste caso, mas deixa implícito que, enquanto aquela paciente falava das conseqüências do ódio (perdas, destruições), em nível latente estava nela o amor. Vivia, pois, a paciente a polaridade entre amor e ódio, morte e vida. Enquanto ela falava de morte e em nível inconsciente sentia vida, passava ao analista a idéia de vida, que se reproduzia na mente deste último através de imagens vívidas, cheias de colorido e luz. Um terapeuta inadvertido poderia tomar essas imagens como suas próprias e não como inspiradas pela paciente. Ou, em outras palavras, poderia confundi-las com um processo contratransferencial. Elas não constituem uma contratransferência, pois pertencem ao psiquismo da paciente e não do terapeuta, embora a elas possa associar-se uma contratransferência.

Um outro aspecto importante da relação terapeuta-paciente, enfatizado ainda pelos psicanalistas, se refere ao acolhimento — como já mencionamos — unânime para todo o material do paciente. Racker (*op. cit.*) salienta, a partir da citação de vários trabalhos de Freud, a importância da afetividade do terapeuta pelo paciente para que este possa chegar a bom termo. Esta afetividade se apresenta em forma de compreensão e acolhimento para o que há de mais odiado e reprimido pelo paciente dentro de si próprio. É interessante pesquisar, contudo, na literatura junguiana, o que seria a afetividade do terapeuta pelo paciente deste ponto de vista. A afetividade, como definida por Racker — e em geral encontradiça na literatura psicanalítica —, seria proveniente da função pensamento, ao passo que os terapeutas junguianos seriam favoráveis a que se manifestasse a afetividade para os pacientes também através da função sentimento. Temos quatro funções psíquicas — pensamento, sensação, intuição e sentimento — e as quatro podem e devem ser utilizadas pelo terapeuta em benefício do paciente.

Resumo

A relação terapeuta-paciente se desenvolve ao longo de dois trilhos: a transferência e a contratransferência. A transferência é a visão subjetiva que o paciente passa a ter do terapeuta, vendo nele alguém que outrora pertenceu à realidade externa e depois foi incorporado em seu aparelho psíquico, e sentindo por ele o mesmo que sentiria por aquele outrora. À transferência e a outros estímulos que provêm do paciente, o terapeuta responde com uma contratrasferência, que é de natureza exatamente igual à transferência, só que caminha em sentido inverso, ou seja, do terapeuta para o paciente.

Tanto a transferência como a contratransferência têm seus aspectos terapêuticos e antiterapêuticos, do ponto de vista psicanalítico clássico. A transferência é positiva na medida em que a libido se mobiliza para a figura do terapeuta e possibilita a remodelação do seu Objeto interno. Do ponto de vista negativo, ela traz consigo a repetição compulsiva e é uma forma de resistência. A contratransferência pode produzir no terapeuta emoções, pensamentos e sensações que, estando sob um controle consciente, ou pelo menos integrados em seu psiquismo (não cindidos por mecanismos de defesa), podem ser utilizados em benefício do paciente. Ela é desaconselhável quando inadvertida e descontroladamente invade o terapeuta e ele, em função da mesma, reage no "nível" do paciente, ou seja, favorece o padrão de repetição.

Aula VI
A MODIFICAÇÃO DA PERSONALIDADE

A modificação da personalidade é o objetivo da psicanálise. Os psicanalistas preferem falar em "modificação da personalidade" do que em cura.

Para Freud o objetivo da psicanálise era o alívio dos sintomas e a conscientização (integração de conteúdos inconscientes no consciente), que implicava a modificação da personalidade.

Em psicanálise, a modificação da personalidade se dá através da evolução do vínculo entre terapeuta e paciente. Tal vínculo é uma conseqüência direta da transferência. É a manifestação da relação Objetal na vivência com o terapeuta.

É preciso entender, no entanto, que o vínculo não é estático. Ele se estabelece em função da relação Sujeito-Objeto que o paciente traz dentro de si, mas também em função de como ela se transforma durante o processo psicoterápico e de como a ela responde o terapeuta.

O paciente não tem consciência da etiologia deste vínculo. Vimos, na aula passada, que ele não se lembra dos fatos que repete no processo de transferência. Ele mantém também fora da consciência alguns sentimentos atinentes a este vínculo, sentimentos esses que o superego censura.

O vínculo é trabalhado em psicanálise basicamente através da interpretação.

Nas técnicas de orientação psicanalítica, como mostra Racker (1960), o vínculo ao mesmo tempo que decorre serve a um princípio básico: tornar consciente o inconsciente. É claro que haverá diferenças entre os vários autores quanto à utilização deste princípio na prática.

Quando se interpreta o vínculo, torna-se evidente a natureza das projeções e da transferência. O paciente passa a ver o terapeuta, então, diferente do seu "clichê" (vide aula anterior) ou quadro de referência. E, nesta nova forma, passa a internalizá-lo. Assim, o mau objeto vai sendo transferido para o terapeuta, "reformado" e reintegrado na forma de Objeto bom.

Contudo, a interpretação não deve excluir a possibilidade de vivência. Como Freud formulou em 1920, é importante que o paciente espelhe a sua realidade no terapeuta, a vivencie, mas, por meio da interpretação entenda que, na realidade, o que está se passando não é o que ele sente. O que ele sente se prende ao passado e não ao presente.

Vou relatar um caso meu para clarificar o assunto e depois outro de Melanie Klein. Mas, antes, é preciso lembrar — como dissemos na aula passada — que os avanços da teoria de Freud fizeram ver que a revivência do paciente na sessão terapêutica está em relação primordial com experiências muito arcaicas da fase oral. Como dissemos na primeira aula, um modelo utilizado para compreender as subfases desta fase do desenvolvimento é a pesquisa científica da psicanalista Margaret S. Mahler (vide Mahler *et al.*, 1975).

O paciente que apresento como exemplo se fixou num tipo de relação em que o Objeto é deixado sempre de reserva, enquanto o Sujeito explora, busca constantemente novas fontes de estímulo e reconhecimento. Quando cansado, solitário ou vazio, volta ao Objeto que o aguarda fielmente. Ele então se reabastece junto ao Objeto e se afasta novamente. No caso deste paciente havia uma fantasia implícita de que um dia o Objeto não agüentaria e o abandonaria (resquícios de uma fantasia ou um fato edípico). Sua esposa se enquadrava perfeitamente como o "objeto de reserva". E ao regressar de uma de suas longas viagens, sem sequer lembrar-se de lhe mandar um cartão postal, não a encontrou mais disponível. Ela se havia ligado a outro companheiro e exigia divórcio. Na esperança de encontrar o Objeto de reserva em outro lugar — e com a angústia por ter-se cumprido a sua fantasia fatídica de que o Objeto um dia não suportaria mais — foi em busca de uma terapeuta.

Logo na primeira entrevista me propôs uma situação na qual eu seria o Objeto de reserva (estava definindo como queria o vínculo, colocando o seu "clichê"). Disse-me que viajava muito e que gostaria de ter sessões ocasionais quando sentisse necessidade. Disse que a situação econômica sua era boa e que, quando estivesse em São Paulo, muitas vezes poderia comparecer diariamente às consultas e até fazer duas sessões seguidas. Afirmou, ainda, que pagava seus compromissos sempre em dia. Esperava obviamente que eu aceitasse sua proposta. Havia se iniciado o processo de transferência, o paciente querendo manobrar-me para que eu me tornasse igual ao seu Objeto interno. Contratransferencialmente este tipo de atuação não despertou nada de significativo, a não ser a surpresa da rapidez com que se dera o fenômeno transferencial. No entanto, entendi que se eu aceitasse o papel que ele me queria atribuir não traria nada de bom, pois que aceitar ser este Objeto implicaria, no paciente, a fantasia de um abandono futuro e mais uma repetição de experiências negativas. Por outro lado, era-me psicologicamente difícil, logo na primeira sessão, interpretar tudo o que estava ocorrendo. Achei que se eu optasse por interpretar em partes, até chegar a uma interpretação decisiva final, tomaria por certo todo o horário e chegaríamos ao fim da sessão sem termos definido nada quanto à freqüência e à estabilidade de contato. Resolvi declarar, apenas, que a forma de trabalho que ele me propunha não era a minha.

Quando declarei que esta não era minha forma de trabalho, mostrou sinais evidentes de angústia e frustração. Era como se a fantasia de abandono já se tivesse concretizado neste primeiro encontro. Defendeu-se da angústia projetando sobre mim seu próprio egocentrismo. Achou-me egocêntrica e por isto incapaz de modificar minha rotina de trabalho em benefício dele.

Acabou, entretanto, optando por vir a São Paulo pelo menos para um sessão semanal e deixar uma segunda sessão semanal em aberto, para ser marcada quando fosse possível.

Mas, mesmo vindo regularmente às consultas, a relação Objetal à qual se havia fixado se fazia a todo momento presente. Ele se desviava do assunto sempre que eu fazia alguma intervenção e ia para "longe", para outras paragens, distantes do que estava sendo proposto. De repente ficava confuso com suas próprias idéias, ou era molestado por sentimentos de mágoa e dor, então recorria a mim novamente querendo que eu interviesse.

Neste caso específico eu não me permitia ficar abandonada a mim mesma, captando imagens sugeridas indiretamente pelo paciente, imagens essas relativas às emoções latentes e ao material não verbal do mesmo, como sugere Trinca (1988). Não. Eu interpretava com os dados de Mahler bem presentes na memória.

Mahler detectou uma fase do desenvolvimento infantil, que se inicia por volta de um ano de idade, quando a criança começa a dar os primeiros passos e estes, em geral, em direção oposta à da mãe, fase esta à qual chamou de "treinamento". Nesta fase a criança foge da mãe (o Objeto) para se embevecer, no seu mundo em expansão, com as novas capacidades que ela mesma desenvolve a cada momento. No entanto, diante de um tombo, cansaço ou frustração, corre para a mãe e tem fortes crises de choro quando esta não a atende.

Não havia dúvida para mim que este era o ponto de fixação do paciente e os dados de Mahler me ajudavam a entender e interpretar com maior amplitude as fantasias do meu paciente e a natureza do seu vínculo comigo.

Como assinala Racker (*op. cit.*), a fase de fixação do próprio analista determinará o tipo de contratransferência no caso, a qual deverá ser conhecida e dominada em seus aspectos negativos e utilizada em seus aspectos positivos.

Acredito que isto foi possível no caso e, como conseqüência das interpretações e da contratransferência positiva o paciente começou a perceber que não era a mim que lesava deixando-me como Objeto de reserva, era a si mesmo que condenava a uma eterna solidão, porque, na realidade, enquanto tinha alguém na reserva esperando-o, não tinha ninguém com quem compartilhar. E, então, ao invés de me ver como uma pessoa egocêntrica, viu-me como uma pessoa desejosa de compartilhar suas coisas com os outros. Quando me internalizou desta forma, em lugar de buscar o Objeto de reserva, passou a buscar, na realidade externa, um Objeto desejoso de compartilhar e acabou encontrando alguém do seu nível para compartilhar a vida "braço a braço".

Klein em *Early Analysis*, ao relatar o caso de Dick, também nos mostra como o vínculo vai se modificando no decorrer da terapia, graças, segundo ela, à interpretação e à atitude de não envolvimento do terapeuta. Dick tinha por Objeto algo que a autora descreve como o vazio escuro dentro da mãe. Mantinha com este Objeto uma espécie de não relacionamento e como tal não dava mínimos sinais de ansiedade, não se preocupava em reter as pessoas à sua volta ou se relacionar com elas. Dick era um menino de quatro anos, com vocabulário pobre e sem interesse por coisa alguma. De início relacionou-se com a terapeuta exatamente na forma como se relacionava com as outras pessoas do seu universo. Mas, à medida que a analista ia interpretando, começou a mostrar sinais de ansiedade e reconhecimento do que estava à sua volta. Um dia disse: "Coitada da cortina". Noutro: "Coitada da sra. Klein". Por fim conseguiu estabelecer um vínculo com a terapeuta — e, simultaneamente, com as pessoas do seu ambiente — e aí então começou a desenvolver a linguagem para poder comunicar-se com elas e preservá-las.

Klein assinala que nem mesmo no caso de uma criança com sérias deficiências de expressão e comunicação, nenhuma ação educativa foi necessária para propiciar o desenvolvimento normal. O próprio vínculo terapeuta-paciente possibilitou este desenvolvimento e o vínculo, no caso, originou-se da atividade interpretativa.

Resumo

O paciente estabelece um vínculo transferencial com o terapeuta, ao qual este responde com interpretações e com a sua própria contratransferência, sempre cuidadoso para não responder dentro do "clichê" do paciente. Com isto tanto o vínculo como a percepção do Objeto vão se modificando e um novo Objeto vai sendo internalizado pelo paciente. A consciência vai sendo dilatada pela incorporação de conteúdos que antes eram inconscientes e que vieram à tona mediante o auxílio da interpretação. Assim se produz a modificação da personalidade, que é o objetivo da psicanálise.

Aula VII
CRITÉRIOS DE "CURA" EM PSICANÁLISE

Embora todos tenhamos como objetivo levar nossos pacientes a uma condição de alta e tê-los fora da psicoterapia, sabemos que, na prática, o encerramento do processo psicoterápico é, muitas vezes, mal conduzido. A separação parece ser penosa para ambos — terapeuta e paciente —, há pouca literatura a respeito e parece faltar um quadro conceitual para se entender o processo de encerramento.

Em 1950, ao fazer um levantamento bibliográfico sobre a alta, Annie Reich só encontrou dois artigos, exceto o seu próprio. Um de Freud e outro de Fennichel. Nestes últimos quarenta anos o número de trabalhos aumentou consideravelmente, mas parece que não na proporção em que proliferaram outros temas ligados à psicoterapia. E, mesmo nesses trabalhos, o encerramento é em geral considerado apenas como um ponto final colocado num trabalho de elaboração e não como um processo com suas características próprias que só pode ser entendido verdadeiramente em relação a um quadro conceitual.
Nesta aula vamos apresentar:
1. um quadro conceitual proposto por Kauff;
2. um estudo das condições em que ocorre o encerramento.

1. Um quadro conceitual para entender o encerramento

O encerramento está embutido na terapia desde o início. Quando ocorre, ou à sua mera ameaça, surge uma série de sentimentos e fantasias parecidos na maioria das pessoas. McGee (1972) fala de sentimentos de perda e separação, dissolução, sensação de que nada vale nada, impotência, dependência, morte, inadequação e abandono. Kauff (1977) fala também de rejeição, afronta ao narcisismo, desamparo e ansiedade frente ao mesmo.

Kauff assinala ainda que a diferença no conteúdo transferencial (e contratransferencial) e nas defesas empregadas, que há de um indivíduo para outro, é determinada pelo seu nível de desenvolvimento e grau de patologia. O papel que o indivíduo representa (de terapeuta ou de paciente) bem como as características do encerramento também contribuem para essa variação.

São a natureza e o resultado do processo de separação-individuação como vivido na primeira infância (e a autora usa a descrição de Mahler dada por nós pormenorizadamente em aulas anteriores) que vão determinar a experiência, na vida adulta, com o encerramento. Na psicoterapia, ela emerge através da transferência do paciente e pode aparecer também na contratransferência do terapeuta.

Ao estabelecer paralelos entre a vivência do indivíduo durante o processo de separação-individuação e sua reação ao encerramento do processo psicoterápico, a autora não pretende encontrar uma equivalência exata. O que ela pretende é alertar os terapeutas para os possíveis significados e sentimentos de seus pacientes e também para eventuais armadilhas contratransferenciais.

Os distúrbios ocorridos por ocasião do processo de separação-individuação serão revividos, muitas vezes pela primeira vez, durante o encerramento da psicoterapia. Por exemplo, podemos entender como uma revivência da saída prematura da simbiose quando o terapeuta concorda com um pedido de alta vindo do próprio paciente e este reage como se estivesse sendo expelido.

Um aspecto da "crise de reaproximação" que pode estar relacionado com o processo de encerramento é a persistência patológica de uma cisão defensiva (ex.: o terapeuta é bom, o mundo é mau, como é que vou sair daqui e enfrentá-lo sozinho agora? ou: não importa, o terapeuta não serve para nada, bom é meu marido a quem vou me dedicar plenamente agora), junto com fenômenos tais como idealização, desvalorização e onipotência que estão a seu serviço. Tal reação pode ser, em alguns casos, um reflexo do fato de que o paciente, quando criança, cindiu o mundo com excessiva ênfase em "bom" e "mau".

Embora a persistência de uma cisão dessa natureza possa ser considerada uma característica da psicose, e é uma defesa predominante dos pacientes limítrofes (*borderline*), ela existe, em certa medida, em nós todos. No entanto, com muita freqüência — nos casos de pessoas normais ou neuróticas — os resíduos desse período tão precoce do desenvolvimento são mantidos fora da consciência (infelizmente, às vezes durante o curso todo de uma análise "rigorosa"). A reação do paciente ao encerramento será uma oportunidade para elaborá-las pela primeira vez.

Outro tipo de comportamento em relação ao fim da psicoterapia que mostra analogias com experiências vividas durante o processo de separação-individuação é a ausência de qualquer reação. Segundo Kauff pode-se pensar então nas descobertas de Mahler (1971) das diferenças existentes entre as crianças que tiveram experiências satisfatórias e as que tiveram problemas durante a simbiose.

Durante a "reaproximação", relata Mahler, as crianças que emergiam de uma simbiose positiva mostravam um interesse maior na mãe e evidenciavam um humor mais estável e um desejo de ficar junto. Este desejo ficava prejudicado, todavia, ou tornava-se irregular em crianças nas quais a relação simbiótica foi marcada pela imprevisibilidade e pela impulsividade de uma mãe, em parte absorvente e em parte rejeitadora.

A figura do terapeuta pode ter representado em excesso, durante toda a análise, esta mãe absorvente e rejeitadora, de modo que o fim do processo não é penoso.

Enfim, dependendo da reação do paciente ao encerramento, fica claro que a terapia deve continuar, pois é justamente o fato do encerramento que trouxe problemas nunca antes trabalhados.

Freud (1937) em sua *Análise Terminável e Interminável* aborda a questão da seguinte forma:

Não se pode garantir que uma análise "vacine" o paciente contra futuras recaídas. Há pacientes que aparentemente solucionaram a sua problemática-base, o analista está satisfeito com o que conseguiu, e 15 ou 20 anos depois eles voltam a apresentar perturbações, perturbações essas que podem ser da mesma natureza que apresentavam antes ou de outro tipo. Há pacientes, entretanto, que não voltam a apresentar estes distúrbios. O que vai ocorrer não se pode saber por ocasião da alta, pois, a hipótese de Freud é que isto vai depender das circunstâncias de vida. Se forem muito estressantes poderão levar a uma recaída, ou a um novo tipo de doença.

O que se pode obter mediante a análise é que o paciente chegue às mesmas condições em que se encontram os pacientes ditos "normais", isto é, que tenha em seu ego forças para se equilibrar diante dos impulsos do id, sem precisar, para isso, da formação de sintomas.

De um outro ponto de vista, neste mesmo trabalho, Freud relata o caso de um paciente que, após algum tempo, ficara acomodado à análise e não fazia mais progressos. Freud então lhe determinou um tempo certo, um prazo, após o qual a análise terminaria quer ele quisesse, quer não. Após o momento em que foi estipulada a alta, vários problemas que até então não vinham à tona, começaram a aparecer e puderam ser convenientemente tratados. Embora Freud passasse a utilizar o mesmo sistema em mais alguns casos, recomendava que isto não se fizesse contumeiramente. O argumento contrário é que esta medida só é adequada quando se consegue prever o tempo certo de que o paciente precisará para resolver os seus problemas. Se — chegando a data marcada — o paciente tiver feito progressos mas não tiver terminado o processo, a alta deverá ser-lhe dada assim mesmo, com o risco de o terapeuta perder a credibilidade.

Talvez fossem essas considerações de Freud que inspiraram determinadas tendências modernas em psicanálise, baseadas nas seguintes considerações:

1 — alguns aspectos imaturos da personalidade só se manifestarão, em certos casos, diante da alta;

2 — deve haver, pois, um prazo entre a decisão de alta e a alta propriamente dita para que estes problemas possam ser trabalhados;

3 — este prazo não deve ser demarcado rigorosamente pelo terapeuta, mas deve ser variável; o que se assinala é o momento em que se inicia o "processo de alta". Embora não se saiba exatamente quando ela se dará, o paciente já está ciente que trabalha a alta e que ela é inevitável, fazendo aflorar os problemas que só se poderiam manifestar com ela;

4 — a "alta", em nível ulterior, existe tanto para o paciente como para o terapeuta a partir do momento em que a terapia se inicia, podendo ocorrer certos fenômenos de acomodação para que seja adiada;

5 — a maneira de encarar as reações neuróticas à alta é a mesma de se entender qualquer outro sintoma: elas têm origem numa dada fase do desenvolvimento.

2. Condições de alta

Freud dizia que os critérios de alta deveriam ser considerados sob dois pontos de vista, o do paciente e o do terapeuta. (*Análise Terminável e Interminável*, 1937).

Do ponto de vista do paciente: ele não sofre mais dos seus sintomas e superou suas ansiedades e inibições. (No mesmo trabalho, o autor alega que a análise tem por objetivo "a libertação de alguém dos seus sintomas, inibições e a normalização do caráter neurótico".)

Do ponto de vista do terapeuta: quando ele julgar que foi tornado consciente tanto material reprimido, que foi explicada tanta coisa ininteligível, que foram vencidas tantas resistências internas, que uma repetição do processo patológico é mais ou menos remota.

Se isto não se der, devemos falar em análise incompleta e não análise inacabada.

Mas, por outro lado, não se pode esperar que o paciente tenha chegado a um ponto tal que nada mais restasse ao terapeuta dizer ou fazer se optasse pelo prolongamento da análise. Nem a um ponto tal que se pudesse garantir que, diante de circustâncias mais duras, o ego novamente não perderia a força perante os impulsos e que não voltassem a aparecer sintomas. O equilíbrio entre a força dos instintos e a força do ego eventualmente poderá, sob pressão, ser rompido. Pois o instinto de morte não pode ser extinguido, e a sua intensificação poderá provocar a ruptura do equilíbrio a qualquer momento. Finalmente, quando o ego tem dificuldade de lidar com os impulsos do id em virtude de traumas ocorridos na infância, é melhor o prognóstico do que quando se trata de fator caractereológico ou constitucional.

Para se abreviar o processo de tratamento, deve ir-se em assistência ao ego. As alterações do ego são criadas por mecanismos defensivos que de certa forma podem ser modificados através da análise. Pode-se substituir repressões por controles egossintônicos.

Se é difícil prevenir a eventual repetição do conflito que o paciente apresentava por ocasião da análise, mais difícil ainda é prevenir o aparecimento de outro conflito no futuro. O analista pode dar-se conta da existência de conflitos latentes, mas há certa dificuldade de transformá-los em conflitos atuais e "curá-los".

Resumo

Enfim, podemos dizer que o encerramento do processo psicoterápico se dá quando analista e paciente deixam de encontrar-se para a situação analítica. Em termos reais é indicado que isto ocorra quando o paciente, de momento, superou suas dificuldades e quando o grau de conscientização e a diminuição das resistências foram significativas.

Estas idéias de Freud, um pouco diferentes das que apresentara em trabalhos anteriores, de início criaram um certo desapontamento no cenário psicanalítico, onde havia esperanças também no caráter profilático da psicanálise.

Modernamente, enfatiza-se em psicanálise a importância de trabalhar o encerramento como um processo e não como um fato isolado. A partir de um dado momento fica estabelecido, entre o terapeuta e o paciente, que este último inicia um processo de alta, cuja duração não deve ser estipulada a priori. A iminência do encerramento pode fazer aflorar perturbações até então submersas e não trabalhadas, de elaboração mais ou menos demorada.

PARTE II
FILOSOFIA DE TRATAMENTO: EXTENSÕES DA VISÃO PSICANALÍTICA

Aula VIII
VIDA INSTINTIVA, RELAÇÕES OBJETAIS E SINTOMAS

Para iniciarmos um trabalho terapêutico, devemos desenvolver uma filosofia de tratamento. Essa filosofia estará em consonância com os objetivos do mesmo. Estes, em nossa perspectiva, são:
— o alívio dos sintomas, como proposto por Freud (1937);
— a estimulação de forças criativas que levarão a manifestações construtivas no lugar dos sintomas;
— uma remodelação limitada da personalidade, só na medida necessária para sustentar as mudanças efetuadas.

Esses objetivos devem ser atingidos no prazo mais breve possível.

Entendemos que o alívio dos sintomas só será possível com a suspensão dos mecanismos de repressão, e a conseqüente liberação dos impulsos reprimidos que, tratados de outra forma pelo ego, gerarão manifestações criativas, em vez dos sintomas.

O tratamento ficará abreviado se for possível detectar de pronto a natureza do impulso reprimido e sua relação com os demais impulsos. Contribuirá ainda para abreviar o tratamento uma visão global de como se apresenta a repressão dentro do contexto das relações Objetais intrapsíquicas.

Vamos, nesta aula, apresentar um estudo da vida instintiva, com contribuições de autores modernos à teoria clássica freudiana, mencionando a dinâmica dos instintos no contexto das relações Objetais.

1. Ampliação da teoria dos instintos por autores freudianos modernos

Nos trabalhos que relatamos a seguir, os termos *Instinct* e *Trieb* foram traduzidos indistintamente pelos autores, ambos pela palavra "instinto".

Resende de Lima (1988) alerta para a variedade de instintos existentes na literatura psicanalítica, cujo conhecimento é fundamental para estabelecer a ponte entre a mente e o soma.

É uma simplificação da visão freudiana pensar apenas em termos do instinto de vida (subdividido em nutritivo e sexual) e de morte (caraterizado pela agressividade voltada contra a própria pessoa). Lima (*op. cit.*) ressalta os seguintes fatos: 1) o instinto nutritivo, como havia mencionado Freud, dá origem aos instintos (*Trieben*) do ego, que se manifestam, de um lado, através do impulso de associar, unir, polarizar, sintetizar, integrar e, de outro, através dos mecanismos de percepção. Neste particular Lima está com Novey (1957) que entende da mesma forma a obra de Freud. Novey ressalta a importância da energia egóico-instintiva, primária, para as capacidades que tem o ego de síntese e integração. Aufreiter (1960) fala na "necessidade inata de ser consciente, de perceber"; 2) existe, ainda, um instinto (*Trieb*) impelindo à atividade sensitivo-sensorial que se manifesta através de reações de prazer à luz, ao som e ao segurar a mão. Ao dar relevância a este instinto, Lima está com Alfreiter (*op. cit.*); 3) como demonstrado nos trabalhos de Rolphe (1967), a motilidade e a coordenação motora, funcionando como fonte de estímulos, ganham *status* de tendências instintivas; 4) com base no trabalho de vários autores, supõe-se a existência de um empuxo inato para individuação como força instintiva.

Desta forma mostra Lima a riqueza da vida instintiva.

O quadro geral nos tenta a buscar uma ordem cronológica pela qual se manifestariam esses instintos (*Trieben* e *Instincts*) na vida do indivíduo.

As observações do feto em desenvolvimento levam a crer que a motilidade é anterior à manifestação da fome. Tão logo o feto possa ser observado, já faz movimentos. Só mais tarde irá colocar o dedo na boca e engolir ou expelir o líquido amniótico. Anterior ao instinto nutritivo parece também existir algum impulso para a atividade sensitivo-sensorial.

Somos levados, com base nestes dados, à seguinte proposição tentadora sobre a cronologia dos instintos:
1. Instinto de morte (*Instinct*).
2. Impulso para a motilidade (*Trieb*).
3. Impulso para a atividade sensitivo-sensorial (*Trieb*).

4. Instinto nutritivo ou fome (*Instinct*).

5. Impulso à coordenação motora (*Trieb*), gerada pela associação da fome e do impulso à motilidade.

6. Instintos do ego (*Trieben*):

a) impulso de perceber (gerado pela confluência de três forças instintivas: motilidade, atividade sensitivo-sensorial e atividade nutritiva);

b) impulso de associar, unir, polarizar, sintetizar, integrar, resultante da associação do impulso à atividade sensitivo-motora com a fome.

7. Empuxo para a individuação (*Trieb*) como resultado da associação da fome com a coordenação motora e da confluência, ainda, do impulso de associar, unir, polarizar, sintetizar e integrar. É difícil situar o instinto sexual nesta seqüência. Sabe-se que o membro masculino fica ereto já no feto em formação, mas ignora-se em que momento este processo se inicia. Na vida adulta, observa-se que o instinto sexual pode ser tanto associado à fome e, neste caso, caracteriza-se pela constante necessidade de estar junto com a pessoa que é o objeto do prazer, como ao impulso sensitivo-sensorial, caracterizando-se por momentos ou ondas de grande excitação, como ainda à motilidade, caracterizando-se, então, por extrema movimentação e desligamento logo após o término do ato sexual.

O empuxo para a individuação é aqui entendido como a tendência do indivíduo de descobrir o que ele é e o que não é. Estamos falando de um impulso muito primário, ainda, característico da criança de seis meses de idade. É preciso, no entanto, que o impulso de integrar os estímulos seja vigoroso para que o indivíduo adquira uma visão unificada do seu próprio eu.

De um modo geral o entendimento da ordem cronológica do aparecimento dos instintos é importante, pois possibilita ver que os anteriores têm poder de estimular os posteriores. Há, pois, uma dependência por parte dos últimos em relação aos primeiros.

Podemos admitir que um tratamento seria mais eficaz na medida em que abrisse a consciência do paciente para a relação dos instintos entre si.

2. Contribuições de autores não pertencentes às sociedades científicas freudianas

É de interesse citar avanços da teoria freudiana — consagrados somente fora dos círculos ortodoxos — que se voltam para os impulsos surgidos mais tardiamente na vida e gerados pela conjugação do empuxo para a individuação e do instinto nutritivo. Berne (1971) chamou a esses impulsos de fomes psicológicas, as quais descreveu pormenorizadamente. Pesquisamos a sua seqüência cronológica e conseguimos divulgá-la e publicá-la em 1980. Observamos que elas, embora mais elaboradas e sofisticadas, são em essência análogas aos intintos e impulsos primitivos, ou, pelo menos, têm paralelo com estes e surgem na mesma ordem. É como se fossem reedições mais aprimoradas sendo lançadas uma a uma, na mesma seqüência em que o foram os originais.

Berne relacionou as seguintes fomes: estímulos, contato físico, liderança (entendendo-se ser liderado e não liderar), estruturação do tempo, incidentes, reconhecimento e sexo. Falou também na aspiração à autonomia que mais tarde passou a ser encarada como fome na literatura (Caracushansky, 1980). Esta significava o impulso de ter a própria individualidade, ainda que as influências parentais, educativas, sociais e culturais tivessem encaminhado o indivíduo em sentido diferente. Uma forma mais elaborada do empuxo primitivo para a individuação, portanto.

Outros autores acrescentaram, a essas, a fome de "posição", ainda confusa na literatura. Ela é, em geral, entendida como a necessidade que todo ser humano tem de encontrar-se com outro em situação igualitária, na qual o valor e as necessidades tanto do eu como do outro são consideradas da mesma importância. Mas às vezes entende-se que ela possa incluir, também, a necessidade de se afirmar como superior ao outro, bem como a de se colocar masoquisticamente em condições de inferioridade. A nosso ver, só a primeira pode ser uma fome genuína: as demais são desvirtuações ou exacerbações.

Com base nos estudos de vários autores sobre a seqüência em que surgem certos fenômenos psicológicos na vida da criança pequena, conseguimos ordenar cronologicamente o aparecimento das fomes descritas por Berne, ampliando, ainda, o quadro das mesmas:
1. Fome de inércia. Esta não foi referida por Berne. A expressão máxima da fome de inércia é o sono, o qual pode ser associado, como mostra Lima (1988) ao instinto de morte. O autor discute o sono sob vários enfoques: como manifestação do instinto de morte e como afrouxamento do instinto de vida. Na nossa concepção ele é manifestação do instinto de vida, pois tem por alvo a autopreservação. Sem sono não se sobrevive.
2. Fome de estímulo e contato físico. No sentido proposto por Berne, entende-se uma variedade de estímulos, mais ampla que a luz, o som e o toque da mão.

3. Fome de ser liderado. Psicologicamente trata-se da fome de receber, isto é, da fome mais próxima à necessidade de alimento propriamente dita.

4. Fome de estruturar o tempo, de se manter ocupado, de evitar o vazio. Implica movimentar-se, pegar objetos, realizar tarefas, para o que concorre de forma mais relevante a coordenação motora. Na criança pequena, quando surge pela primeira vez a fome de estruturar o tempo, ela equivale ao impulso de exercitar a coordenação motora.

5. Fome de reconhecimento, que é também chamada por Berne de fome de ser percebido, estando, pois, ligada de certo modo à percepção. Quando opera a fome de reconhecimento, a criança não só quer ser reconhecida, mas quer também reconhecer, isto é, perceber.

6. Necessidades de pertencer e de ser amado (quando estas necessidades começam a se manifestar, a de sexo encontra-se em geral em particular evidência).

7. Fome de posição. É a manifestação direta do ato de polarizar e também de associar e integrar. Mas, por outro lado, parece muito ligada às necessidades de pertencer.

8. Aspiração à autonomia.

Incluímos, como se vê, as necessidades de pertencer a ser amado como contendo duas fomes básicas primitivas instintivas e genuínas. Observamos nos pacientes que estas necessidades surgem em extensão à fome de reconhecimento, representando em geral o prenúncio da fome de sexo e chegando ao ápice quando opera a fome de posição.

A equivalência entre as fomes de Berne e os instintos e impulsos da teoria freudiana ainda carece de certos aprimoramentos. Devemos observar que não encontramos nenhuma fome expressiva do impulso à motilidade, e tampouco nenhuma equivalência com a fome de incidentes e, como tal, não a classificamos na seqüência. Acreditamos, entretanto, que possa haver uma equivalência, ainda a ser comprovada, entre o impulso à motilidade e a fome de incidentes, entendida como a necessidade instintiva de ter ao seu redor "coisas acontecendo" e estar constantemente envolvido em incidentes. Acreditamos, todavia, que, neste particular, há dados ainda ignorados pela pesquisa científica. É provável que tão logo a criança se movimente, surja uma fome instintiva de deter o movimento e não se expor aos incidentes que vêm em conseqüência.

Segundo Berne, uma fome psicológica, quando reprimida, perde a capacidade de prover satisfação ao indivíduo. Este irá se compensar desta falta buscando gratificações de outro tipo, o que produzirá os sintomas. Até aqui, as diferenças entre Freud e Berne se resumiriam a uma questão semântica.

3. Relações Objetais

É importante, como mencionamos anteriormente, a correlação da vida instintiva com a natureza das relações Objetais. Quando o Objeto é sentido como cerceador, censurador ou rejeitador, cabe saber em que nível isto ocorre, ou seja, que fome ele ataca. A fome reprimida acaba sendo por vezes sentida como censurada pelo Objeto. "Mensagens" não verbais são "ouvidas" como que provenientes deste último.

Se este Objeto foi ou não internalizado a partir de um genitor real, que de fato censurava dita fome, é um ponto de discussão teórica. Do ponto de vista psicanalítico, devemos entender que a repressão da fome ocorreu anteriormente à possibilidade de uma introjeção do Objeto tal e qual ele de fato era.

A diferença fundamental entre Freud e Berne é quanto ao papel do pai e da mãe reais no processo de supressão do impulso original. Segundo Freud, como vimos, o papel é principalmente do superego que censura e do ego que reprime. Para Berne são os próprios pais que, de forma em geral não consciente, suprimem o impulso. Portanto, segundo Berne o que existe é uma proibição internalizada de lidar com este impulso. Por exemplo, se houve a supressão da fome de ser liderado, no diálogo intrapsíquico, o Sujeito poderá ouvir um "não conte comigo" ou "não conte com ninguém", proveniente do Objeto. Seria algo como "não conte comigo para atender às suas necessidades, trate de se ajeitar sozinho, seja auto-suficiente, não dependa, não espere que ninguém o oriente". Segundo Berne esta "mensagem" é reflexo da atitude real de um dos pais.

Mas nem todos os seguidores de Berne encaram a questão desta forma. Alguns retornam às bases psicanalíticas (Holloway, 1976) e acreditam que os pais proíbem alguma coisa, mas a criança não tem a capacidade de compreender a proibição literal. Um "não" dos pais, ela complementa com a proibição proveniente do seu próprio superego, em função dos mecanismos de repressão atuantes.

A questão permanece muito controvertida, pois, Mahler mostra que o bebê de oito meses pressente o que a mãe realmente dele espera e, entre as suas inúmeras potencialidades, desenvolve aquelas que atendem à expectativa da genitora. Dentro deste prisma, a idéia de Berne de que a supressão de dado impulso provém, em última análise, das expectativas dos pais, é viável.

Na aula sobre a influência do pai no desenvolvimento da criança, mostramos que há uma repressão que ocorre na fase oral, a qual pode ser reafirmada ou não pelo genitor real numa fase mais tardia da infância.

Se pensarmos no indivíduo que reprimiu os impulsos de receber, de depender (a fome de ser liderado) logo ao início da vida, ele pode se defrontar mais tarde com um genitor real que exige dependência. Neste caso teremos dois níveis de relação Objetal. Num nível o Objeto estará exigindo subordinação e o Sujeito estará se recusando a isto. Em outro nível, mais profundo, o Sujeito estará querendo receber, depender, ser liderado, e o Objeto estará censurando essas necessidades.

Tenho a impressão, entretanto, que esta discussão não tem grandes implicações para a prática clínica.

A psicoterapia poderá ser abreviada se conseguirmos, logo de início, montar um "quadro completo", em que seja possível observar:

— a fome psicológica reprimida;
— as relações Objetais envolvidas;
— a repercussão em termos de sintomas e especificamente em termos de alguns relacionamentos significativos.

Na prática clínica, temos encontrado uma correlação mais ou menos constante entre as fomes e os níveis de relação Objetal descritos por Mahler, como se segue:

1. Fome de inércia (sono) — "Autismo Normal"
2. Fome de estímulos — "Simbiose Normal"
3. Fome de ser liderado — "Saída da Simbiose"
4. Fome de estruturar o tempo — "Início do Treinamento"
5. Fome do reconhecimento — "Treinamento Propriamente Dito"
6. Fome de sexo — "Início da Reaproximação"
7. Fome de posição — "Crise de Reaproximação"
8. Fome de autonomia — "Busca da Distância Ideal na Reaproximação".

As características de cada um desses padrões de relação Objetal foram descritas na aula III. Podemos recorrer à mesma para entendermos estes paralelos.

Identificar as fomes reprimidas possibilita levantar hipóteses sobre as dificuldades no padrão do relacionamento correspondente.

Por outro lado, é preciso ter em mente que, como mostra English (1976), quando uma fome é reprimida, outra é aumentada e usada em substituição. A fome avolumada tem uma relação direta com os sintomas, com o estilo de vida do indivíduo e com o padrão de interação ou de relação pessoal que predomina em sua vida. Este é semelhante ao padrão de relações Objetais correspondente, descrito por Mahler.

Este quadro possibilita delinear com clareza os objetivos terapêuticos, os quais — embora envolvendo fatores causais — poderão ser atingidos em prazo menor do que se partirmos da análise de fragmentos isolados apresentados em sessão, sem uma visão gestáltica e sem um objetivo terapêutico específico.

Resumo

Freud diferenciou os intintos propriamente ditos (Instincts) *das pulsões ou impulsos* (Trieben), *mas não minimizou o significado destes últimos. Enfatizou a importância, para a vida instintiva, das pulsões do ego quase tanto quanto das forças provenientes do id.*

Resende de Lima, fazendo um levantamento da literatura sobre o tema, evidenciou entre as pulsões do ego — às quais chama de instintos — a existência de um empuxo primário para a individuação.

Fora dos círculos freudianos ortodoxos, Berne descobriu que a associação do empuxo para a individuação ao instinto nutritivo gera umas tantas "fomes psicológicas" que vão surgindo uma a uma durante o desenvolvimento infantil.

Detectar qual(quais) a(s) fome(s) reprimida(s), sua relação com as demais, sua dinâmica no contexto das relações Objetais e, conseqüentemente na convivência com pessoas significativas, logo ao início do tratamento, possibilita uma visão de conjunto e o estabelecimento de objetivos terapêuticos que podem pesar significativamente para a abreviação da psicoterapia.

Aula IX
O CONTRATO TERAPÊUTICO E A IMPORTÂNCIA DO "SETTING" PSICOTERÁPICO

1. O contrato terapêutico

O contrato terapêutico tem por finalidade propiciar um marco referencial. Nele ficam estipuladas, no mínimo, as variáveis de tempo e espaço e os honorários do terapeuta, em qualquer linha de psicoterapia. Ele representa o grau de enquadramento necessário para que, como mostra Trinca (1984), todo e qualquer movimento relacional possa ser observado, o que não seria possível em um universo que fosse ele inteiramente móvel.

Na realidade existem em psicoterapia três tipos de contratos: *a)* o administrativo; *b)* o terapêutico propriamente dito: *c)* o psicológico e implícito. Vamos examinar os três com ênfase ao terapêutico propriamente dito.

A) *Contrato administrativo*

O contrato administrativo existe em toda e qualquer terapia ou análise, independentemente da linha ou orientação do terapeuta. Ele consiste numa determinação de direitos e obrigações e num ajuste de como elas serão exercidas. Isto significa que o terapeuta se compromete a dedicar um tempo "X" por semana ou por mês ao paciente e este retribui através de honorários predeterminados. Inclui-se no contrato os honorários e dias específicos em que será exercida a psicoterapia e a forma de pagamento (diária, semanal, mensal ou quinzenal). Se o contrato tiver de ser modificado no decorrer da psicoterapia, ele deverá ser renegociado. Se uma das partes não se dispuser à renegociação, ele deverá ser mantido na forma inicial.

O contrato administrativo não deixa de ser terapêutico, pois representa uma certa proteção contra algumas "táticas" neuróticas do paciente que poderiam se fazer sentir logo de saída, tomando de surpresa o terapeuta. French, citado por Small (1971), define a neurose como uma tentativa de utilizar no presente as mesmas medidas para resolver problemas que fracassaram no passado. Assim, por mais intencionado de se curar que venha o paciente, é de se esperar que ele tente utilizar com este intuito medidas destinadas ao fracasso, o que ocorrerá de forma mais paulatina, mais passível de ser confrontada, se determinados limites forem estabelecidos desde o início. Estes limites são estabelecidos pelo contrato administrativo.

Sem o contrato administrativo, a nosso ver, a terapia se torna inviável.

B) *Contrato terapêutico*

a) *O contrato e o objetivo da psicoterapia*

Malan (1963) e Small (1971) falam da necessidade de formular um objetivo de vida real a ser estabelecido como ponto de partida da psicoterapia. Small o chama de objetivo dos três "r": real, razoável e realizável.

Para Pollock e Vanesky (citados por Small), o objetivo da psicoterapia deve ser convertido num contrato terapêutico, a exemplo de como procede Rabkin na terapia da família.

Rabkin reúne a família e propicia uma compreensão psicológica mais profunda dos conflitos existentes entre seus integrantes. Quando tal medida é insuficiente para produzir mudanças, ele preconiza umas tantas regras de comportamento a serem seguidas por cada um dos familiares. Em havendo concordância, estabelece-se um acordo mútuo, o qual passa a funcionar como um contrato terapêutico.

Small (*op. cit.*), reportando-se aos trabalhos de Rabkin, acrescenta que um artifício semelhante, em terapia individual, é utilizado num trabalho de orientação behaviorista. Definem-se os problemas a serem resolvidos, especificam-se as modificações desejadas e se esclarecem os papéis. Um documento formal é redigido, contendo o que cabe ao paciente executar e o que cabe ao terapeuta, e assinado por ambas as partes.

Como converter o objetivo da terapia em contrato terapêutico foi também estudado, fora do âmbito das terapias behavioristas, por autores que se propõe ao trabalho reconstrutivo da personalidade. De acordo com Steiner e Cassidy (1969) quatro condições são necessárias para converter devidamente o objetivo da terapia em contrato.

A primeira delas é o que eles chamam de consentimento mútuo. Chega-se ao consentimento mútuo através das seguintes etapas: *a)* pedido, por parte do paciente, de terapia; *b)* proposta de terapia por parte do terapeuta; *c)* aceitação da proposta. Exemplo: diz o paciente: "Eu vim aqui porque acho que estou precisando de terapia. Estou sendo constantemente acometido de um súbito pânico inexplicável, a tal ponto que preciso recorrer a calmantes. Porém os calmantes só me auxiliam momentaneamente, e cada vez preciso de doses maiores. Então, resolvi recorrer à terapia". (Isto se considera tecnicamente um pedido de psicoterapia.)

O terapeuta, após um breve exame das condições em que ocorre o pânico, diz, por exemplo: "Acho que a terapia será conveniente no seu caso. Vamos buscar os sentimentos reais que este estado de pânico abafa, remontar às origens deste fenômeno de substituição, e corrigir as experiências a que estas origens estão ligadas. Será preciso também que você fique atento àquilo que experienciava momentos antes do acesso de pânico". (É o que se chama proposta de terapia.)

O paciente então discute os pontos da proposta que não ficaram claros e, uma vez tendo-a entendido, aceita.

A todo este processo os autores chamam de "consentimento mútuo".

Outra condição para que o contrato se dê é o que os autores chamam de compensação para o terapeuta (em geral, pagamento), compensação esta que já vem estipulada no contrato administrativo.

A terceira condição é a competência, pelo que se entende que ambas as partes — terapeuta e paciente — sejam competentes para cumprir o contrato, entender as suas conseqüências e responder por elas. Menores de idade, por exemplo, não são plenamente competentes; portanto, ao se fazer um contrato com eles, é também preciso fazê-lo com os pais.

Finalmente, há uma condição que se chama "objeto legal". Por objeto legal entende-se que o contrato e a recompensa sejam congruentes com a lei do país e não contrariem a moral vigente.

Os autores diferenciam, ainda, dois tipos de contratos: os de controle social, que visam o controle de determinada conduta, ou modificação de comportamento, e os de autonomia, que têm a ver com a reorganização do plano de vida, a qual implica em geral uma reestruturação psicológica.

Exemplos de contratos para o controle social: tomar a iniciativa de conhecer pessoas, ler o jornal diariamente (isso para pessoas desatentas e desinformadas), fazer um curso de oratória, poupar mensalmente uma dada quantia, fazer uma dieta alimentar, vestir-se de acordo com o próprio tipo físico, desenvolver algum dom artístico que o indivíduo possua, etc. Tais contratos em geral são típicos de terapias breves, ou mesmo quando não propriamente breves, são utilizados por terapeutas diretivos e, nestes casos, o tratamento todo girará em torno do cumprimento de uns tantos contratos. Os resultados serão meramente de nível sintomático.

Os contratos para a autonomia são utilizados em terapia reconstrutiva por alguns tipos de terapeutas, em geral por analistas transacionais, e especialmente por analistas de *scripts*.

Um contrato para autonomia seria, por exemplo, separar-se internamente dos pais, ou de sua influência, ou de seus valores. Outro seria desfrutar plenamente a vida. Para estabelecer um contrato de autonomia é preciso ter uma compreensão da matriz da problemática do paciente.

Em resumo, o contrato terapêutico pode ser entendido como a focalização do problema essencial e das medidas necessárias para superá-lo, envolvidos o compromisso tanto por parte do paciente como por parte do terapeuta para levá-las a cabo.

O problema em questão pode ser encarado sob a ótica do sintoma apenas, ou abarcar tanto o sintoma como os fatores causais.

No primeiro caso teremos o contrato social e no segundo o contrato para a autonomia, isto se quisermos nos ater à terminologia de Steiner e Cassidy. Propomos falar genericamente em "contrato", entendendo-se por ele, em última instância, a formulação do objetivo da terapia, na qual fica estipulada tanto a parte que cabe ao paciente como a parte que cabe ao terapeuta. Ambos são responsáveis pelo resultado no caso das terapias contratuais, o que as torna diferentes da psicanálise, onde cabe ao paciente saber beneficiar-se das intervenções do analista.

Se falarmos em "foco" e não em contrato, não estamos entrando no mérito da questão da responsabilidade e nem de tarefas específicas a serem cumpridas. Por conseguinte, falamos de um ponto de vista mais amplo, genérico, e que será entendido provavelmente por terapeuta de qualquer corrente.

Por "foco" entende-se um problema básico, formulado em termos psicodinâmicos, sobre o qual a terapia fica centrada. Embora diferente do contrato, apresenta com este várias semelhanças.

Nas terapias de orientação analítica, que constituem adaptações da psicanálise para um atendimento com menor freqüência de sessões, pode-se incluir no contrato terapêutico, de forma implícita ou explícita, a atitude técnica a ser adotada e até o objetivo do tratamento.

b) *Amplitude do contrato terapêutico*

As variáveis abarcadas pelo contrato variam na dependência da orientação terapêutica.

Em certos tipos de terapias breves, a duração da terapia já pode estar preestabelecida no contrato.

Quanto mais variáveis forem enquadradas no contrato terapêutico, mais ficará reduzido o "espaço de acolhimento" como descrito por Trinca (1988).

Também a liberdade do terapeuta para observar, quando o enquadramento é intenso, fica comprometida. (Sobre a liberdade de observar, leia-se Trinca, 1986.) No entanto, os autores que dilatam o enquadramento argumentam a favor de uma "objetividade" ou "cientificidade", que tornaria a terapia mais voltada para objetivos alcançáveis, mensuráveis e comprováveis cientificamente.

O contrato, assim como o foco, definem primordialmente sobre que dados se concentrar e que material terapêutico eleger ou excluir, na tentativa de abreviar a terapia. Tais eleições ou exclusões podem ser orientadas para o causal ou para o manifesto, ou para ambos.

c) *O contrato e a libertação do "verdadeiro eu"*

Entendemos, entretanto, que o contrato só tem sentido quando ajuda o indivíduo a potencializar sua verdadeira identidade, abafada pelo processo neurótico. O contrato vai ajudar o indivíduo, paradoxalmente, a ser o que "ele é".

Um contrato encarado desta forma não pode se efetivar logo no início do tratamento. Na primeira entrevista, procuramos estabelecer o foco, mas estamos ainda muito longe de um contrato terapêutico propriamente dito. Este é indicado quando, após as primeiras melhoras, a resistência surge intensificada e o paciente começa a sabotar seu próprio êxito. O contrato, então, ajuda-o a preservar as melhoras alcançadas, enquanto o terapeuta pode trabalhar a nível mais profundo.

Cabe aqui um exemplo para ilustrar este tipo de filosofia de tratamento.

Recebo uma paciente que se veste de forma masculina, é engenheira, tem relações curtas com os homens, aos quais sempre sustenta e protege. Mostra-se muito insatisfeita com este estado de coisas. Gostaria de sentir-se mulher, mas não consegue. A imagem que tem de si mesma é a de um homem. Já freqüentou círculos homossexuais, onde se deu bem psicologicamente, mas não "conseguiu" sentir-se atraída por outras mulheres. Tem prazer no sexo com os homens, mas sente-se usada e explorada por eles. Seu grande sonho é que um homem a assuma, lhe dê filhos e a possibilidade de ficar um tempo em casa para cuidar deles. "Gostaria muito de ser de fato heterossexual", disse. Lamentava-se por se achar feia, queria ser bonita. Ela possuía um corpo bem proporcionado (muito escondido através de roupas desajeitadas), tinha grandes olhos azuis, cabelos pretos (olhos escondidos atrás de grossas lentes) e traços fisionômicos que seriam considerados bonitos pela maioria das pessoas.

Portanto, esta paciente, quando dizia que gostaria de sentir-se mulher, ser heterossexual e bonita, queria apenas exercer aquilo que de fato era. A impossibilidade de fazê-lo parecia dar-se, em parte, devido a fatores muito óbvios: era a única filha mulher numa família de cinco irmãos. Estes a excluíam das brincadeiras e a rejeitavam por ser ela diferente. A mãe só queria ter filhos homens. Não desejava, aparentemente, uma filha mulher, que sentia como rival. O pai lhe dava um tratamento diferenciado por ser mulher, mas que se caracterizava por ciúme agressivo e possessivo, sendo que — mesmo com ele — os filhos homens ficavam em vantagem. Desvalorizava a esposa e ridicularizava sua vaidade, superficialidade e atitudes que classificava como "femininas".

Neste caso específico, ajudar a paciente a recuperar sua identidade feminina era libertá-la de influências ambientais frustrantes e propiciar que ela pudesse readquirir sua verdadeira identidade. O contrato deveria ser orientado neste sentido.

No início da terapia foi estabelecido apenas o foco. A principal queixa da paciente era sentir-se abusada pelos homens, rejeitada, não pertencendo a parte alguma. Além do mais, lamentava-se por jamais ter podido depender de ninguém, contar com ninguém, ser orientada por ninguém. Desde muito cedo ajudava os pais e não pedia nada.

Com o acúmulo de frustrações, caíra em depressão, não podendo mais trabalhar. Passara então a ser sustentada pelo pai e a receber alguns presentes da mãe. Os irmãos e cunhadas passaram a preocupar-se com ela, o que lhe dava, pela primeira vez, a sensação de pertencer à família.

Víamos como sintoma principal a depressão que surgia em substituição à fome de ser liderada e às necessidades de pertencer e ser amada, impulsos esses reprimidos pelo ego. O sintoma propiciava uma gratificação substitutiva, porém diminuta, deslocada e sofrida. Este processo foi descrito para a paciente — e como já estava praticamente no plano da consciência — foi compreendido inclusive em nível vivencial. Tomou-se este o foco da terapia.

Começamos, então, a investigar, aquilo que chamaríamos de "diálogos internos" entre Sujeito e Objeto para saber de que forma o Objeto se posicionava para manter sempre as fomes de ser liderada e de pertencer e ser amada reprimidas. "Está vendo, ele não quer você..." era a frase que ela dizia a si mesma face a quase todas as atitudes dos homens em relação a ela. Era a frase de um mau Objeto internalizado. A ela respondia o Sujeito: "É... Não posso depender nem esperar nada. Mas, quem sabe, se eu der tudo sem exigir coisa alguma...".

Mais tarde esclarecemos à paciente que percebíamos a existência deste diálogo interno, com o que ela concordou, acrescentando vários dados. Identificava o Objeto interno com frases que a mãe teria dito efetivamente.

Ao iniciar o tratamento, a paciente tinha um companheiro do qual pretendia se separar, pois "não apostava na relação". Como os outros, "ele não a queria".

Com o decorrer da terapia, o relacionamento foi melhorando significativamente e o companheiro de repente confessou-se apaixonado. Isto vinha quebrar todas as suas convicções. Logo a paciente entrou num processo de resistência e começou a sabotar os êxitos obtidos. O Objeto interno insistia em dizer-lhe "Está vendo, ele não a quer...".

Um dia, ela compareceu ao consultório muito deprimida, sentindo-se rejeitada. Relatou que, tendo saído com o companheiro e mais uns amigos para dançar e tomar cerveja, quando estavam todos se divertindo muito, como ela sabia que seu companheiro estava com problemas de mudança de moradia e ela também, ela lhe sugeriu que fossem morar juntos e ter um filho, ao que ele respondeu: "Isto não é hora de conversar sobre um assunto destes". Ela tomou estas palavras como total rejeição e passou a fugir dele e a agredi-lo, pensando em romper o relacionamento, embora sentisse amor por ele.

Indagamos se a única interpretação possível da frase do companheiro teria a ver com a rejeição. Ela, de início, disse que sim, mas, lá pelo meio da sessão, viu que esta frase podia significar muitas coisas, inclusive algo como "este assunto é sério, vamos conversar seriamente num momento mais propício". O que ele realmente quisera dizer, não se sabia. O que estava evidente era o padrão de repetição na maneira pela qual a paciente interpretara sua frase.

Ao falarmos disto, ela lembrou que, passados dois dias, ele a convidou para ir com ele escolher apartamentos, mas ela se recusou, já na certeza preconcebida de que ele queria que ela escolhesse um apartamento *para ele* e não para ambos. E, se isto acontecesse, seria o fim do relacionamento, na sua opinião.

Foi este o momento que escolhemos para fazer o contrato terapêutico. O objetivo era neutralizar o Objeto que dizia sempre "veja, ele não a quer...". Esta frase revertia contra a satisfação das fomes de ser liderada, de pertencer e ser amada, e contra a possibilidade de ela ser como de fato era, pois passava a achar que assim ela seria rejeitada.

O contrato foi o seguinte: "Sempre que lhe vier à cabeça que o outro não a está querendo por uma dada atitude dele, pergunte-se: 'Será que esta atitude não poderia ser interpretada de outro modo?'. Encontre uma interpretação positiva e aja em função dela. Não se deixe levar pela interpretação repetitiva e estereotipada. Relate-me como foi, e eu vou colaborar com você para lhe facilitar o cumprimento desta tarefa".

Este contrato foi esmiuçado, dividido por partes, suas razões e motivos discutidos. Entre outras coisas ficou visto que, desde que a relação com este companheiro se tornara mais afetuosa e mais séria, a paciente começara a se vestir de outro modo, vinha recebendo vários elogios pela aparência, desfrutava mais intensamente do ato sexual e se sentia mais mulher. Se não realizado o contrato, poderia ocorrer a regressão desses resultados. O contrato só poderia ajudar a mantê-los, ou seja, ajudá-la a desenvolver sua verdadeira identidade.

Seria um tanto frustrante se o leitor entendesse que é nosso procedimento comum desenvolver nas mulheres o que seria chamado culturalmente de "feminilidade", ou beleza, ou elegância. Achamos que, em grande número de casos, procedimentos desta natureza só serviriam para aumentar o nível de adaptação e diminuir a liberdade interior. Mas, neste caso específico, medidas desta natureza visavam restituir à paciente seu verdadeiro eu. O contrato era um aliado nesta tarefa e não um opositor, se bem que — se não devidamente discutido e entendido pela paciente — poderia ser sentido como mais uma obrigação a ser cumprida, ocupando uma energia que deveria dirigir-se à autolibertação e não ao cumprimento adaptado de obrigações.

Com efeito, as críticas que se fazem ao contrato terapêutico prendem-se ao fato de que, em certos casos, ele leva o paciente a sentir que o objetivo da psicoterapia se torna mais importante do que o indivíduo em si. Isto pode ser um fator gerador de ansiedade e diminuir a eficácia do tratamento, principalmente em adolescentes que, em geral, apresentam confusão em relação à sua identidade (Miller, 1965).

d) *Críticas e defesas*

Embora Malan (1963) defenda a técnica focal — e o mesmo possa dizer-se do contrato terapêutico — na medida em que ela ajuda a evitar a passividade e o perfeccionismo do terapeuta, bem como um prolongamento desnecessário da terapia, costuma dizer-se que ela pode limitar os objetivos terapêuticos.

A crítica metodológica viria da psicanálise, no sentido de que tanto o contrato como o foco infringem uma regra básica que seria a de o paciente relatar tudo sem restrição e de o analista acolher tudo com igual atenção. O contrato leva necessariamente a procedimentos seletivos por parte do terapeuta.

O contrato terapêutico, na realidade, é uma técnica em terapia como outra qualquer, sendo que alguns terapeutas a utilizam, outros não. Como toda técnica, está destinada a produzir mudanças. Embora ela possa parecer um procedimento central, ela por si só não produzirá resultados. Não só técnicas associadas são necessárias, como ela precisa de várias condições específicas.

Esta técnica não será eficiente fora do contexto da relação terapeuta-paciente e a transferência revela-se fundamental para seu êxito.

Courtenay (1968) conclui, em relação à terapia focal — e o mesmo pode ser dito em relação ao contrato terapêutico — que o êxito depende em grande parte da capacidade do terapeuta de estabelecer um bom relacionamento médico-paciente no início do tratamento, essencialmente uma relação transferencial positiva.

Algumas das condições favoráveis para que o contrato seja cumprido são as descritas por Strupp (1975) em seu artigo sobre terapia focal e psicanálise. Entre elas:

1. O terapeuta, visto como uma figura de autoridade positiva, frente a frente com o paciente, passa-lhe uma importante lição de vida não neurótica e construtiva. Trata-se de uma ação educativa que, segundo o autor, nem sempre é diferente em psicanálise, ou em geral só é diferente em aspectos colaterais, na medida em que o paciente se deita no divã e o analista, aparentemente, se limita à ação interpretativa, decodificadora do inconsciente. No entanto, segundo Strupp, Freud já falava na psicanálise, como uma "pós-educação" (*after-education*) e admitia que, às vezes, o analista deve servir o paciente como guia e mentor.

2. Há uma experiência de aprendizado interpessoal no contexto psicoterápico.

De qualquer maneira, o contrato só poderá ser cumprido se o paciente estiver sofrendo, em nível psicológico, uma influência positiva do terapeuta.

C) *Contrato psicológico implícito*

Em psicanálise o contrato psicológico implícito (e, as vezes, até explicitado), em tese seria como se disséssemos: "Você diga tudo o que lhe vier à cabeça e eu acolherei com igual atenção tudo o que você me disser". No entanto, entre os próprios psicanalistas, há uma certa discordância quanto a um procedimento desta natureza em todos os casos (Racker, 1960 e Bowlby, 1969). Esses psicanalistas se reportam aos trabalhos originais de Freud que abriam "brecha" para uma intervenção seletiva, voltada predominantemente para as causas psicodinâmicas dos sintomas apresentados.

Como exemplo prático, relato aqui o caso de um paciente que recebi depois de ele ter feito algum tempo de análise não concluída com dois profissionais diferentes, ambos membros da sociedade psicanalítica local. O paciente considerava-se bem-sucedido na vida. Proveniente de origem humilde, conseguira fazer um curso superior e ocupava um cargo muito elevado numa importante empresa. Ganhava mais dinheiro do que jamais pudera sonhar e estava agora construindo uma casa nova. Era casado com uma moça bonita, com a qual vivia aparentemente bem e tinha três filhos que não apresentavam problemas. Contudo, sentia uma profunda insatisfação com tudo e de manhã acordava pensando que preferiria não mais viver.

Para entender a psicodinâmica deste paciente e auxiliá-lo a reformular seus sentimentos negativos, ou bem sublimá-los, passei a trabalhar com ele exclusivamente sobre o "aqui e o agora" da sessão e sobre o material que ia aparecendo. Dilatei ao máximo aquilo que Trinca (1988) chamaria de "espaço de acolhimento" e fui acolhendo tudo o que vinha. O material vinha variado, às vezes disparatado, descontínuo. Se uma sessão tinha uma dada tônica (digamos, um tema base), outra já tinha uma tônica diferente. Eu era levada a trabalhar como propõe Bion (1959), entrando na sessão "sem memória e sem desejos". Cada dia era um novo dia, cada material um novo material, sem conexão com o passado, nem com o futuro.

Era o presente pelo presente.

Até que, enfim, o paciente reclamou: meus procedimentos eram por demais diferentes dos seus terapeutas anteriores. Indaguei em que aspectos, ao que ele respondeu: "Minha primeira análise girava toda em torno de minha onipotência; na segunda o analista tratava do meu narcisismo, batia bem em cima deste ponto. E aqui, qual é o ponto?''.

Este exemplo nos mostra que, a menos que o paciente tenha fantasiado totalmente as suas análises anteriores, os psicanalistas — talvez levados pelo próprio material do paciente na ocasião — ordenavam as suas intervenções terapêuticas em torno de um tema específico.

Neste sentido, podemos dizer que, mesmo na psicanálise, pode haver um contrato psicológico implícito, como, por exemplo, concentrar-se na onipotência, ou no narcisismo, como foi descrito de forma simplista pelo paciente. É claro que onipotência e narcisismo são conceitos genéricos, que abrangem inúmeros aspectos, mas devem ter sido sentidos pelo paciente como o fecho final para o qual desembocavam todas as intervenções. Podemos afirmar, pois, que a interpretação essencial de Malan, que levanta um foco para a terapia, não é só típica das terapias breves, mas, por vezes está presente também na psicanálise.

2. O *setting* psicoterápico

Uma cadeira confortável, ou poltrona, em frente à outra, ambas idênticas serviriam para não hierarquizar e simbolicamente mostrar a igualdade entre o terapeuta e o seu paciente, entre o *Self* e o Outro.

Por mais mirabolante que possa parecer à primeira vista esta idéia, Wolberg (1967) fala na importância que vários terapeutas de diversas linhas diferentes dão ao fato de as poltronas do terapeuta e do paciente serem iguais, para desta forma nivelar o relacionamento. Wolberg enfatiza as projeções que o paciente pode fazer sobre o *setting* psicoterápico, ou seja, sobre a ambientação física do consultório.

Vejamos, em linhas gerais, o que diz este autor sobre o assunto.

Apesar da importância que alguns profissionais dão à igualdade das duas poltronas, afirma Wolberg que em terapia o *setting* é o menos importante. Se o terapeuta possui a personalidade apropriada para a sua função, a necessária experiência e uma boa didática, ele será capaz de fazer uma boa terapia quase em qualquer tipo de *setting*. Quando a psicoterapia já está em andamento e a relação com o terapeuta já em marcha, a ambientação física parece não fazer muita diferença, desde que não seja desconfortável.

Contudo, é preciso lembrar que o paciente pode usar a ambientação para incrementar o uso da projeção defensiva, ou seja, projetar sobre o ambiente externo produzido pelo terapeuta aspectos negados em si mesmo. Por exemplo, poderá haver a projeção de fantasias hostis sobre um ambiente excessivamente tosco ou por demais extravagante, ou então fantasias competitivas misturadas com sentimentos de inveja ou inferioridade se o ambiente for por demais luxuoso.

É importante que o ambiente seja acolhedor, limpo, arejado, sem barulho e provedor de um mínimo de conforto, com um banheiro anexo, espelho para o paciente poder se refazer ou retocar após a sessão. A luz deve ser branda, com lâmpadas extras para serem acendidas em caso de necessidade de se ler alguma coisa. É importante um isolamento acústico, a fim de que o paciente sinta que é inviolável o que ele informa ao terapeuta.

Há uma discussão relativa à importância de entradas e saídas separadas para que o paciente não se encontre com outros. Na nossa prática ela se revela como uma boa opção para pacientes que não querem e efetivamente não devem ser vistos, como, por exemplo, executivos com cargos de responsabilidade, para quem o fato de fazer terapia não seria bem visto se chegasse ao conhecimento de sua empresa, ou poderia ser utilizado por algum rival para ajudar a derrubá-lo. É uma realidade, a nosso ver — e não uma fantasia — que em alguns ambientes, pelo menos no Brasil, o fazer terapia ainda seja mal interpretado.

Wolberg, como autor americano, escreve que, na opinião de determinados analistas, entrada e saída separadas seriam uma condição negativa na medida em que estariam reforçando a idéia de que fazer terapia é algo que não deve ser visto por ninguém, é algo vergonhoso.

A nosso ver, se é que as duas portas têm efeito psicológico, este será certamente o sentimento de inviolabilidade, o mesmo que propiciado pelo isolamento acústico.

Wolberg discute a questão de se manter o consultório dentro da moradia do terapeuta, achando que isto se torna viável na medida em que ele possa ficar inteiramente isolado do tráfego doméstico. Torna-se inviável, por exemplo, se o terapeuta for interrompido por assuntos de casa, ou se houver crianças brincando na sala de espera.

Wolberg prossegue analisando a importância relativa da decoração propriamente dita. Segundo ele, esta de fato não é muito importante, mas se contiver elementos altamente diferenciados, o paciente de alguma forma pode ver neles indícios da personalidade do terapeuta e, eventualmente, justificar seus próprios preconceitos através dos gostos do terapeuta em matéria de decoração.

O autor dá sugestões de como seriam idealmente a sala de espera e a sala de atendimento de um consultório de psicoterapia.

Sala de espera: lugares para sentar, cinzeiros, um recipiente para guarda-chuvas, mesinha de café e revistas, entendendo-se que o paciente julgará o terapeuta a partir do teor destas revistas.

Consultório: além das duas poltronas já referidas, tornam-se necessárias, segundo o autor, outras cadeiras para eventuais entrevistas conjuntas com familiares, bem como um divã para técnicas ocasionais (a não ser no caso da psicanálise freudiana, em que o divã seria condição permanente).

Pessoalmente resolvemos a questão da seguinte forma: além de duas poltronas (que não são iguais, sendo a nossa uma poltrona rústica sem braços, ereta, que possibilita o conforto especialmente em nosso caso e seria desconfortável para o paciente; a outra, além de ter braços, tem um banquinho para apoiar os pés, que o paciente pode utilizar ou não), há um sofá, que tanto pode ser utilizado para entrevistas adicionais com familiares, como — dado o seu conforto — como divã. Wolberg recomenda ainda mesinhas com cinzeiros e isqueiros e uma mesa ou escrivaninha com cadeira para anotação de eventuais relatórios.

A questão dos cinzeiros seria provavelmente um pomo de discórdia entre os diferentes terapeutas, sendo que alguns proíbem que se fume em seus consultórios.

Finalmente Wolberg sugere que de preferência não se interrompa a sessão para atender o telefone e, se possível, que se desconecte o som da campainha no recinto de atendimento.

Poltronas iguais: discussão

A questão de que poltronas iguais para o paciente e para o analista significariam valorização igual de ambos pode ser vista de outra forma. Acreditamos que o *Self* e o Outro têm a mesma importância e merecem o mesmo respeito, apesar de serem pessoas diferentes, de estarem em condições diferentes e de ocuparem posições diferentes. Assim, por exemplo, um pedreiro que levanta os tijolos e um arquiteto que planejou a obra, embora "sentados em cadeiras diferentes" merecem o mesmo reconhecimento.

Resumo

Demos nesta aula uma visão tríplice do contrato terapêutico, podendo discernir entre o contrato que chamaríamos de "administrativo" (serve para administrar tempo, lugar e honorários), existente em todas as terapias, o contrato "terapêutico propriamente dito", no qual fica estipulado o objetivo específico da terapia, e o contrato "psicológico", no qual fica implícita a atitude técnica de um lado, e a natureza da colaboração psicológica do paciente, de outro.

Ao se determinar o espaço, ou seja, o local da terapia, num contrato terapêutico, este se refere a um setting específico. A natureza desse setting, desde que não seja comprometedora pelo desconforto ou pela excentricidade, pouco influirá no desenvolvimento psicoterápico, principalmente após umas tantas consultas.

No entanto, não se deve esquecer que o setting será alvo de projeções por parte do paciente e sentido em geral por este último como uma extensão do próprio terapeuta.

Mas o mais característico deste capítulo é nossa maneira de encarar e efetuar o contrato terapêutico propriamente dito.

Em primeiro lugar diferenciamos o contrato do foco. O foco consiste em formular em termos dinâmicos o problema-base que será o objetivo da psicoterapia. Na nossa abordagem, o foco inclui a descrição do sintoma e das fomes reprimidas, logo na primeira etapa. Na segunda etapa é acrescentada a descrição do comportamento do Objeto em relação ao sintoma e à repressão.

O contrato terapêutico propriamente dito, com base no foco, preconiza medidas a serem adotadas pelo paciente e pelo terapeuta em combate a este problema. Ele deve ser sempre orientado para a satisfação das fomes genuínas, para a libertação do verdadeiro "eu" e para a autonomia psicológica.

O foco é estabelecido logo ao início da terapia. Quando, após as primeiras melhoras, intensifica-se a resistência do paciente, e ele começa a sabotar seus próprios êxitos, o contrato é então estabelecido, tendo em vista modificar a relação Objetal e auxiliar o Sujeito a conseguir do Objeto a anuência para gratificar as fomes reprimidas. Enquanto o contrato mantém o indivíduo, ainda que meio artificialmente, num comportamento sadio, o terapeuta pode trabalhar em profundidade, atingir estruturas mais complexas, sem se defrontar com a recidiva dos sintomas.

PARTE III
JUSTIFICATIVA PARA UMA ABORDAGEM ECLÉTICA

Aula X
CLASSIFICAÇÃO DAS PSICOTERAPIAS

1. Definição de psicoterapia

Como definida por Wolberg (1967), a psicoterapia é basicamente uma forma de tratamento, por meios psicológicos, de problemas de natureza emocional, realizada por uma pessoa especializada. Segundo o autor, a psicoterapia, como entendida atualmente, abrange todos os métodos psicológicos de tratamento, inclusive a psicanálise. A psicanálise seria, ainda, uma forma ou um tipo de psicoterapia, diferente da psicoterapia de orientação psicanalítica. Enquanto a psicanálise se restringe a um modo específico de tratamento, focalizado sobre o inconsciente, no qual se descobre, através da remoção gradativa da resistência, conflitos reprimidos na infância, a psicoterapia de orientação psicanalítica, embora partindo do mesmo tipo de compreensão, pode servir-se de outros métodos. A psicanálise se baseia numa intensa relação terapeuta-paciente, que ocorre num contexto de sessões muito freqüentes, de interpretações das associações livres e de elaboração da transferência. Na psicoterapia analiticamente orientada o número de sessões pode ser menor e qualquer técnica que não colida com os princípios psicanalíticos pode ser utilizada.

Mas, além da psicanálise e da psicoterapia psicanaliticamente orientada, há inúmeras outras formas de terapia.

2. Diversificação progressiva em psicoterapia

Psycho-Sources, uma obra de divulgação fidedigna, publicada em 1973, reporta-se a seis estágios no desenvolvimento da psicoterapia, cada qual correspondente ao período de uma década. No primeiro período pioneiro, que caracteriza os anos dez do século 20, a psicanálise de Freud é a única forma de psicoterapia existente; no período seguinte ela passa a desdobrar-se em cinco correntes; nos períodos sucessivos elas se ramificam e, finalmente, no último estágio de que trata a referida obra, nos anos 60, a psicoterapia toma orientações múltiplas, havendo então cerca de trinta escolas. Isto sem contar toda uma corrente behaviorista, com base nas descobertas de Pavlov e Skinner, que vinha se desenvolvendo paralelamente, e sem considerar a diversificação muito maior que se criou nesses últimos vinte anos.

Torna-se necessário um critério de classificação de psicoterapias para estudar este cenário tão amplo, pois examinar escola por escola implicaria uma enciclopédia de vários volumes.

Um critério que se tem utilizado para diferenciar os vários tipos de psicoterapia é dividi-las em voltadas para os sintomas e voltadas para as causas.

Para se entender este tipo de classificação, é preciso antes ampliar nosso conhecimento de sintoma, até agora visto apenas sob a ótica psicanalítica.

Vários comportamentalistas definem sintoma como um reflexo condicionado, resultado de um aprendizado infeliz, constantemente reforçado pelas experiências da vida. Exemplo: uma criança, sabendo que não adiantava bater o pé e nem pedir o que queria, angustiada por não poder obtê-lo, sentiu em dado momento uma cólica abdominal. Com pena, a mãe lhe deu o que desejava. Reforçado desta forma, o sintoma voltou a se repetir e novamente foi reforçado. Isto tantas vezes até ser condicionado. Esta é uma forma simples, primária, de ilustrar a formação de sintoma do ponto de vista de vários behavioristas. (Leia-se em Skinner, 1929.)

Contudo, Wolpe e Lazarus (1966) falam num processo mais sofisticado. Segundo eles o sintoma é uma reação humana neurótica que obedece ao princípio da generalização primária do estímulo. Isto significa tomar todos os estímulos como eliciadores da mesma resposta. Por exemplo, num fumante compulsivo, tanto uma ameaça de perda, como uma exigência, como uma excitação sexual, como uma promessa, seriam tomadas como estímulo para fumar. A resposta a um estímulo generalizado é, via de regra, não instrumental.

Mas diferenças na maneira de definir sintoma não se encontram meramente entre as escolas que descendem da linha analítica e da linha reflexológica. Entre os próprios autores de origem psicanalítica há diferenças na maneira de definir um sintoma, embora, em todas as definições, esteja de certo modo embutida a visão inicial de Freud.

Bellak e Small (1965) definem a formação do sintoma como esforço de conciliação instável entre o anseio de gratificação, por um lado, e, por outro, a limitação deste anseio pelos padrões de comportamento adquiridos. Estes autores relacionam a emergência do sintoma com a dificuldade de se manter a homeostase. Um exemplo típico de homeostase, segundo eles, seria o modo de operação do princípio da realidade em oposição ao princípio do prazer. Em outras palavras, quando o esforço para a conciliação do anseio de gratificação de uma dada necessidade (afeito ao princípio do prazer) com a limitação deste mesmo anseio (afeita ao princípio da realidade) é instável, ocorre o sintoma.

De qualquer maneira, para se entender o conceito de sintoma, seja qual for a definição, é preciso entender a constância dos fenômenos psíquicos e orgânicos, ou seja, ver causas e efeitos como acontecimentos que, podemos esperar, estejam relacionados entre si num grau de probabilidade muito alto. A causa é sempre a insatisfação de uma dada necessidade, o efeito é um processo mórbido manifesto.

Dentro desta perspectiva, vale a pena ainda citar Speers (1962) que viu os sintomas como resultado de defesas falhas contra os impulsos básicos de hostilidade, sexualidade e dependência.

Segundo Lester (1968) nas crianças os sintomas são exageros de tudo aquilo que poderia ser considerado como padrão de comportamento adequado para a idade, assim como agressões, inibições e estruturas complexas de mecanismos de defesa interligados com impulsos e proibições externas, resultando num comportamento anormal repetitivo.

3. Classificação de sintomas

Desconhecemos classificações significativas de sintomas na literatura, embora uma classificação possa ser muito útil, facilitando sua identificação logo na primeira entrevista, principalmente no caso das terapias breves.

Um ligeiro esboço de classificação seria talvez o proposto por Freud, quando fala (1925) que sintomas são inibições ou exacerbações de uma das seguintes funções: sexual, alimentação, locomoção e atividade profissional.

Fazendo um levantamento dos sintomas tratados pelos diferentes autores, ousamos propor a seguinte classificação:

a) somatizações (paralisias, alergias, enxaquecas, cegueiras, etc.);

b) ameaças de surtos (autores como Kris, 1960, Levy, 1967, vêem na ameaça de surto um sintoma, podendo-se evitar o surto propriamente dito se identificado como tal e abordado eficientemente através de uma psicoterapia breve);

c) desajustes no relacionamento (social, familiar, institucional, etc.);

d) hábitos indesejáveis (alcoolismo, tabagismo, etc.);

e) distúrbios de conduta (violência, latrocínio ou simplesmente timidez excessiva, etc.);

f) distúrbios de sentimentos (sentimentos aprendidos, utilizados repetitivamente, independentemente da oportunidade da situação ou complexos de sentimentos, como a depressão, que vem por fases, esporadicamente);

g) distúrbios de pensamento (falta de atenção, de concentração, afluxo errático de idéias, etc.);

h) distúrbios psicomotores (desajeitamento, falta de noção espacial, enurese, tiques, etc., esses muitas vezes atribuídos a causas inicialmente neurológicas).

A desvantagem desta classificação — embora ela abarque o que a maioria dos autores trata como sintoma — é a falta de um critério de base, específico.

Bellak e Small (1965) elaboraram uma apresentação sistemática das funções do ego, cujas fraquezas podem ser consideradas sintomas. Desta forma, teríamos uma classificação de sintomas relativa a função afetada. A relação de funções do ego descrita por esses autores, inspirada numa descrição anterior de Bellak é:

a) adaptação à realidade (adaptação à cultura, adequação da atitude de cada um);

b) teste da realidade (percepção, julgamento e diferenciação entre dados objetivos e subjetivos);

c) sentido da realidade (diferenciação do eu);

d) controle dos impulsos (regulação dos impulsos instintivos);

e) relações objetais (tanto intensidade quanto qualidade de relacionamento com pessoas significativas);

f) processo de pensamento (clareza e diferenciação em todas as modalidades sensoriais);

g) funções defensivas (barreiras da personalidade, tipo repressão, contra estímulos internos ou externos de intensidade ou significado ameaçadores);

h) funções autônomas ou atividades (percepção, intenção, linguagem, produtividade, desenvolvimento motor);

i) a função sintética, sintetizadora, que se sobrepõe às outras, pois implica a organização num todo harmonioso de todas as demais, bem como a manutenção das funções necessárias à vida e à adaptação.

4. O conceito de sintoma e o desenvolvimento das escolas em psicoterapia

Acreditava Freud que o conhecimento da origem do sintoma e a vivência em psicanálise de experiências a ela atinentes produziriam o desaparecimento do mesmo, carecendo-se trabalhar propriamente sobre ele. Mas o sintoma tinha de ser levado em consideração, pois a sua leitura e o seu entendimento abririam caminho para os fatores causais e os dinamismos psíquicos mais profundos.

Segundo Wolberg (1965, 1967) focaliza-se os sintomas em grande parte com o propósito de demonstrar sua relação com sentimentos subjacentes. Para que isto seja feito é preciso que o paciente seja levado a identificar as emoções latentes que estão em jogo sempre que relata seus sintomas. É importante ainda, segundo o autor, investigar a relação dos sintomas com determinadas situações de vida. É indicado trabalhar com sonhos — finaliza — para conectar os sintomas aos sentimentos e a fatores causais.

Mas houve também discordâncias do pensamento de Freud, sendo que vários psicoterapeutas começaram a pensar que o sintoma em si deveria ser tratado, alguns mesmo alegando que uma vez suprimido o sintoma, toda a energia que ele vinha consumindo ficava disponível e poderia ser utilizada para a reestruturação da personalidade, ou para atividades criativas e construtivas.

Tal divisão de pensamento passou a gerar, a partir da década de 40, duas orientações básicas em psicoterapia, em geral vistas como mutuamente exclusivas, uma focalizada sobre os sintomas, outra orientada para as causas.

5. Terapias sintomáticas e terapias causais

Salienta Wolberg (1967) que as terapias voltadas para os sintomas e as terapias voltadas para as causas envolvem formulações hipotéticas contraditórias, preconcepções ideológicas contrastantes e valores discordantes, isto se admitirmos que só os comportamentalistas se voltam para os sintomas. Neste caso, a corrente que apregoa a remoção do sintoma como a principal força da psicoterapia — diz o autor — está baseada na hipótese de que falsas respostas à ansiedade são produzidas por uma má programação interna de informações, levando a hábitos destrutivos que tendem a se generalizar. A outra, que explora a compreensão interna como a principal força do tratamento, encara os sintomas como manifestações de conflitos inconscientes modelados por mecanismos de defesa. Considera que o relacionamento do indivíduo com pessoas significativas na vida pode ser trabalhado transferencialmente em terapia e desta forma reconstruído.

Esta divisão em terapias sintomáticas e terapias causais dá origem aparentemente, ou seja, à primeira vista, à divisão em terapias chamadas breves e terapias "profundas". Na realidade, dentre as próprias terapias chamadas breves, há os terapeutas que se dedicam aos sintomas e os que dão também valor às causas (Malan, 1963; Balint e Balint, 1966).

Bellak e Small (1965) limitam o objetivo da psicoterapia breve à remoção ou à melhoria dos sintomas específicos. Segundo eles, a psicoterapia breve não tenta reconstruir a personalidade, exceto se for considerado que qualquer intervenção dinâmica leva — secundariamente — à reconstrução autônoma da personalidade. Mas o objetivo específico desta forma de terapia é visto como dirigido para o sintoma. Objetivos similares em terapia breve foram estabelecidos por Grinker & Spiegel (1946), Rosenbaum (1964), Greenblatt *et al.* (1963).

Mas, mesmo entre os terapeutas que colocam os sintomas como o principal objetivo das terapias breves, há uma divisão na maneira de abordar o sintoma. Os autores supra-referidos, em sua maioria, preconizam o aproveitamento de conhecimentos advindos da psicanálise, por terapeutas de formação analítica, para o trabalho centrado nos sintomas. Em oposição a eles, autores como Wolpe e Lazarus (1966) tomam por base, para tratar dos sintomas, não os conhecimentos psicanalíticos e sim dados advindos da reflexologia. Esta forma de terapia, em geral conhecida pelo nome de behaviorista, lida com os sintomas, através de uma ou mais das três categorias de condicionamento: descondicionamento, recondicionamento positivo e extinção experimental.

Do outro lado das terapias breves, estão a psicanálise e várias formas de terapias assim chamadas "profundas" que, como já dissemos, consideram os sintomas apenas como vias de acesso às causas psíquicas.

Tanto as terapias voltadas para os sintomas, como as terapias voltadas para as causas, sofrem críticas no mundo científico.

Crítica às terapias sintomáticas: uma vez removido um sintoma em psicoterapia aparecerá outro no lugar, já que as causas não foram removidas. Defesas: não necessariamente. Primeiro, porque ao se descondicionar um reflexo se condiciona outro em substituição, não há vazio que dê lugar ao aparecimento de um novo processo mórbido; fatores causais do tipo a produzir novos reflexos são mera hipótese e muito duvidosa (defesa behaviorista); segundo, porque o sintoma removido ou aliviado libera toda uma carga energética que por si só pode produzir uma certa reestruturação dos mecanismos causais (defesa dos autores de origem analítica).

Crítica às terapias causais, mormente à psicanálise: elas podem produzir até um amadurecimento psicológico, mas o sintoma quase sempre permanece em virtude de condicionamento prévio (behaviorista) ou porque só a compreensão interna não produz mudanças externas e a revivência de situações traumáticas passadas, em psicanálise, não é suficiente para modificar aspectos externos que não estão sendo diretamente tratados (analítica). Ainda há outras críticas a serem feitas, como em Wolberg (1967). As terapias profundas visam uma reconstrução da personalidade, mas — como diz o autor — a personalidade nem sempre é bem estruturada para enfrentar esta reestruturação. É como um edifício que, muitas vezes, se submetido a reforma irá desabar. Além do mais, o autor acha que, tiradas as defesas, o paciente fica tão dependente do terapeuta que ambos entram em confusão (tanto terapeuta como paciente). Isto sem falar em tempo e dinheiro investidos.

Defender-se de tais críticas é mais difícil, pois a própria prática evidencia — como mostra Wolberg — que nas terapias sintomáticas ocorrem de 80% a 90% de sucessos terapêuticos, enquanto nas terapias causais, que visam a reestruturação da personalidade, somente 40%. O que se pode alegar a favor das terapias "profundas" é o que nos mostra a prática terapêutica. Realmente é fácil modificar o sintoma, mas só isto não faz o paciente em nada mais feliz. Ele continua à mercê de um mau Objeto interno (o conceito de Objeto foi esclarecido em aulas anteriores), com o ego polarizado e cindido, ou, pelo menos, inibido. O condicionamento de uma nova conduta no lugar do sintoma só muito parcialmente resolverá o problema, a não ser que o indivíduo, por exemplo, em vez de se embriagar comece a pintar quadros, tenha talento e seja reconhecido. Aí estaremos de fato diante de uma sublimação. Mas, na realidade, só podemos condicioná-lo a pintar quadros. Para que isto tenha uma expressão social, para que seja reconhecido, é preciso modificar a relação objetal interna. É preciso que ele tenha um bom Objeto interno que o permita.

6. Pontos fracos e fortes das várias abordagens

Na realidade, mesmo nas terapias breves centradas sobre o sintoma, nem sempre este desaparece. Como mostra Rosenbaum (1964) podem ocorrer os seguintes fenômenos:

a) o sintoma pode persistir, mas sua importância modificar-se (isto é o que se diz ocorrer na psicanálise. Mostram-no piadas grosseiras e amplamente divulgadas como aquela em que o paciente foi ao analista para se curar de uma enurese noturna que o mortificava e, ao final do tratamento, só conseguiu orgulhar-se da mesma);

b) o sintoma pode desaparecer sem que haja compreensão interna e sem descarga de sentimentos como nos casos de condicionamento puro (neste caso é possível a substituição de sintomas);

c) vários sintomas podem desaparecer quando, junto com eles, uma causa comum é tratada;

d) o sintoma pode retornar mais tarde;

e) um pouco de compreensão interna e de descarga afetiva podem trazer alívio ainda que o sintoma não desapareça plenamente.

Wolberg (1967) acha que seja qual for o enfoque — se sobre sintomas ou causas — os resultados serão similares.

Diz o autor: "Ao se dissociar o sintoma de suas conotações emocionais subjacentes, estamos tornando disponível uma energia psíquica que promove um sentimento de confiança e bem-estar, e uma reintegração da experiência na economia psicológica geral. A realimentação pode resultar num realinhamento harmônico da estrutura intrapsíquica, na melhora de relações interpessoais e numa mais ampla visão da vida. Os mesmos resultados poderão ser obtidos se organizarmos adequadamente um ataque sobre o processo de condicionamento que sustenta uma errônea experiência de aprendizado. A restauração da estabilidade que decorre de um progressivo desaparecimento da ansiedade em geral terá um efeito construtivo sobre todo o campo cognitivo, afetivo e comportamental. Nas terapias que visam a compreensão interna, o reconhecimento do fundamento na infância para as distorções caractereológicas, fornece um incentivo para a elaboração das aberrações, resultando, numa terapia bem-sucedida, num recondicionamento de padrões de hábitos. Haverá obviamente saudáveis concomitantes interpessoais e fisiológicas numa mudança dessa ordem''.

7. Uma classificação das terapias

Wolberg propõe, porém, uma classificação mais sofisticada das diversas linhas psicoterápicas, do que em terapias sintomáticas e causais. Ele divide todas as formas de terapia existentes em suportivas, reeducativas e reconstrutivas.

Terapias suportivas — Teriam como objetivo reforçar as defesas existentes e elaborar novos e melhores mecanismos de autocontrole, bem como a restauração de um comportamento adaptado ou adaptativo. Dentro deste grupo são pertinentes técnicas tais como sugestão, apoio, relaxamento, manipulação ambiental, orientação e/ou aconselhamento, pressão, coerção, controle e comando do terapeuta, hipnose sugestiva, dessensibilização e catarse.

Terapias reeducativas — Teriam por objetivo readaptar o indivíduo, modificar seus objetivos e a revivificação de potencialidades criativas com ou sem compreensão interna dos conflitos. Dentro deste grupo entram as terapias comportamentais, e são pertinentes técnicas tais como condicionamento, terapias atitudinais, do relacionamento, centralização no cliente, diretivas, aconselhamento, terapia familiar, psicodrama, semântica geral.

O autor divide as terapias reeducativas em dois subgrupos, conforme a posição terapêutica adotada, a saber:

a) Posição terapêutica de relacionamento — Envolve tanto a abordagem centrada no cliente, como a fenomenologicamente orientada. Sua premissa básica é que em todos os pacientes há uma forte necessidade de auto-realização insatisfeita. Tanto a atitude do terapeuta — calorosa e de respeito pelas potencialidades do paciente — como as técnicas são orientadas para remover os obstáculos à auto-realização. A manipulação da transferência (resultando num cuidar não possessivo do paciente), a sensibilização a sinais e a tranqüilização, são técnicas compatíveis com esta postura, além das técnicas rogerianas específicas. Poderia entrar aí também a gratificação das necessidades.

b) Posição de recompensa-punição — A premissa básica é que o comportamento pode ser alterado através da manipulação de suas conseqüências. Entram aí o contrato terapêutico comportamental, técnicas educativas e comportamentais, e também técnicas específicas para reduzir ou induzir a ansiedade.

Terapias reconstrutivas fundamentadas na posição cognitiva — A premissa básica é que se pode modificar a estrutura intrapsíquica e que isto é conveniente. Esta posição pode envolver uma alteração mínima dos significados simbólicos através de incitações educativas ou pode abarcar uma ampla reorganização do sistema de valores e dos padrões de experiência. Os métodos clássicos nesta posição são as associações livres, a decodificação da transferência, a interpretação e a manipulação da resistência. Podemos acrescentar a amplificação.

As terapias reconstrutivas têm por objetivo a compreensão interna dos conflitos inconscientes (*insight*), procurando produzir alterações na estrutura da personalidade; expansão e crescimento da personalidade com o desenvolvimento de novas potencialidades adaptativas. Wolberg coloca neste grupo as escolas de Freud, Klein, Adler, Jung, Stekel, Ferenczi, Reich, Fromm, Sullivan, Horney, Rado, Análise Transacional, abordagens psicanaliticamente orientadas, existenciais, etc.

Em relação a essa grande diversificação de linhas e correntes em psicoterapia, encontramos na literatura dois posicionamentos básicos: *a)* cada terapeuta pesquisa dentro do seu quadro de referência próprio e chega a achados que vão beneficiar um certo tipo de casos para quem tal quadro seria particularmente salutar; com o tempo, teremos recursos diferentes para diferentes tipos de casos. Jung escrevia já em 1943: "Há pacientes, entretanto, com os quais tenho efetuado análise freudiana, atravessando todos os detalhes que Freud descreveu corretamente. Outros casos forçam-me a uma linha adleriana, por tratar-se então exatamente de um complexo de poder". Sem contar, naturalmente, que haveria pacientes aos quais ele aplicaria a própria linha junguiana; *b)* não importa de que orientação se parta, há certos fatores básicos da psicoterapia que funcionam igualmente bem nas mãos de um terapeuta eficiente de qualquer linha.

Ambos os posicionamentos salientam o fato que as várias escolas psicoterápicas tem contribuições significativas.

Resumo

O grande número de linhas psicoterápicas hoje existentes pressupõe algum critério de classificação. Wolberg as classifica em terapias suportivas, reeducativas e reconstrutivas. Uma abordagem mais grosseira, embutida de certo modo nesta classificação, consiste em dividi-las apenas em sintomáticas e causais.

Para entender este critério torna-se importante entender o conceito de sintoma.

O sintoma, em psicoterapia, é um termo designado para indicar uma manifestação de um processo mórbido. Reflete-se, em geral, na queixa do paciente. É um fenômeno uno, aparente, observável, decorrente de um complexo entrelaçamento de causas psicológicas.

Este conceito surgiu com a psicanálise de Freud, quando começaram a aparecer pela primeira vez procedimentos psicoterapêuticos, bem como a idéia de que por baixo das manifestações aparentes havia causas de natureza psicológica, ligadas à repressão de impulsos provenientes do id. O sintoma passou a ser visto então como uma parca substituição da satisfação visada pelo impulso reprimido.

Freud propôs que se remontasse às origens do sintoma em psicoterapia, recordando-se e revivendo-se experiências ligadas à sua formação. O sintoma seria importante para o psicanalista na medida em que sua leitura daria acesso à esfera causal e o seu desaparecimento seria indicativo da melhora do paciente (Freud, 1937).

Klein deu desenvolvimento ao pensamento de Freud, assinalando a importância do papel da fixação na formação do sintoma e a analogia do processo de formação deste com o de sublimação.

Várias definições de sintoma que surgiram depois contêm embutida a visão original de Freud.

De outro lado, os experimentos de Pavlov e Skinner, no campo de reflexologia e do condicionamento operante, mostravam que manifestações psicológicas externas, inclusive aquilo que Freud chamava de sintomas, eram reflexos condicionados que em tese só seriam removíveis mediante descondicionamento.

Assim surgiram duas orientações básicas, aparentemente antagônicas, em psicoterapia. Uma, entendendo o sintoma como conseqüência de impulsos vitais total ou parcialmente reprimidos e baseando seus métodos neste tipo de relação causa-efeito. Outra, encarando-os como produtos de condicionamento e baseando seus métodos neste tipo de relação causa e efeito. Ambas acreditando na constância de determinada relação entre causa e efeito. A segunda tinha sempre os sintomas como alvo de tratamento. A primeira subdividiu-se entre os que tinham o sintoma como alvo, preconizando em geral uma "terapia breve", e os que tinham as causas como alvo, preconizando tanto as assim chamadas terapias "profundas" como as "breves."

Dúvidas se colocam tanto às terapias que têm o sintoma como a aquelas que têm as causas como alvo. No primeiro caso questiona-se a possibilidade de retorno ou substituição de sintomas após certo tempo, uma vez que em tese as causas permaneceriam, embora haja autores que acreditem que a própria remoção do sintoma pode se refletir em nível mais profundo e produzir alguma modificação na estrutura psíquica.

As dúvidas que se colocam às terapias causais se referem à possibilidade de, apesar de um amadurecimento de personalidade, os sintomas seguirem se mantendo, pois continuariam sendo de alguma forma reforçados, embora alguns autores acreditem que as modificações de base levariam os pacientes a produzir modificações em seus condicionamentos também.

Mas dúvidas podem ser colocadas, ainda, ao conceito de sintoma em si que, assim como formulado por Freud e outros inspirados em sua obra, estaria incompleto. Sabemos que no entendimento freudiano de processos mórbidos e doença psíquica, diferenciava-se neurose de normalidade e de psicose basicamente em termos quantitativos. Dentro deste prisma, o sintoma seria a exageração de uma manifestação natural. É interessante pesquisar na obra de Lester como e por que entende que, nas crianças, os sintomas são exageros de condutas típicas da idade.

O que é importante pesquisar, ainda, tomando-se como partida a obra de Wolberg, é a medida em que as abordagens terapêuticas sintomáticas e causais geram procedimentos contraditórios e/ou complementares. Afirma o autor que, embora partindo aparentemente de hipóteses contraditórias e valores ou ideologias diferentes, essas abordagens podem reverter uma em benefício da outra.

Todas as formas de psicoterapia — seja qual for a classificação adotada — têm boas contribuições a fornecer. Observa-se o mesmo índice de resultados positivos nos terapeutas de linhas diferentes. Há fatores curativos significativos que são os mesmos em qualquer linha da psicoterapia.

E se dúvidas podem ser colocados tanto às terapias sintomáticas como às causais, sendo ambas vistas como incompletas, abordagens centradas tanto no alívio dos sintomas como na remoção das causas — terapias ecléticas, portanto — teriam boa probabilidade de êxito, desde que não reunissem procedimentos contraditórios ou mutuamente exclusivos.

Aula XI
ASPECTOS COMUNS ÀS VÁRIAS TERAPIAS

Wolberg (1967) levanta a hipótese de que as diferentes escolas em psicoterapia parecem mostrar uma notável unidade na maneira pela qual se registram sobre os problemas neuróticos. Bons terapeutas, mesmo quando de orientações diferentes, parecem obter a mesma proporção de curas e fracassos. "Este fato leva à tentadora proposição que as diferenças entre os vários terapeutas está mais em seus esquemas do que em seus efeitos."

Há aspectos comuns a todas as correntes, prossegue o autor, que parecem contribuir para os benefícios obtidos, a saber:

— a sorte que pode dar um placebo, uma catarse emocional, um relacionamento idealizado, uma sugestão;

— a fé, a esperança e a confiança do paciente, ou seja, a própria expectativa de melhora;

— as múltiplas manifestações da transferência e da resistência tratadas de diversas formas: toleradas, passadas por cima ou resolvidas, dependendo da sofisticação e dos objetivos do terapeuta;

— qualidades curativas pessoais do terapeuta;

— a contratransferência positiva;

— uma mais produtiva filosofia de vida. Em todas as terapias, de forma explícita ou implícita, o paciente é de certo modo influenciado a modificar seus valores em direção a uma filosofia de vida mais produtiva.

Além desses aspectos, por assim dizer "acidentais" há uns tantos princípios básicos que operam em qualquer linha psicoterápica.

Seja qual for o método utilizado em psicoterapia, há sempre uma oposição e um ataque direto às forças neuróticas, na esperança de se poder dispersá-las e de se reconstruir novas defesas mais adaptativas. Em todas as psicoterapias trabalha-se com defesas, entendendo-se por defesas as formas pelas quais o ego se defende dos impulsos e que resultam em manifestações doentias ou desajustes e desadaptação;

— desenvolvimento pessoal (que, nas terapias suportivas, pode limitar-se ao desenvolvimento de alguma habilidade pessoal);

— a maneira pela qual o paciente lida com problemas;

— mudança de atitude;

— processo consciente do indivíduo (nas terapias reconstrutivas também com o inconsciente);

— o presente imediato (nas terapias reeducativas e reconstrutiras também sobre o passado);

— processo de transferência, se bem que às vezes ele poderá ser aparentemente ignorado pelo terapeuta (mas, de alguma forma, ainda que não deliberada, ele acabará respondendo à mesma); a transferência positiva será invariavelmente utilizada a favor do processo de cura);

— processo de contratransferência (alguns terapeutas tentarão controlá-lo, outros utilizá-lo em benefício do paciente, outros apenas conhecê-lo);

— mecanismo de resistência à ação terapêutica.

A comunicação é a via de acesso ao paciente. Embora a natureza da comunicação varie na dependência do modelo teórico utilizado, em essência, segundo Wolberg *(op. cit.)*, todo profissional deve ser capaz de discriminar no material comunicado, verbal ou não verbalmente, o que é importante no momento. Ele deve ser capaz de uma comunicação construtiva, o que envolve a capacidade de se expressar numa linguagem que possa ser entendida pelo paciente.

1. Pontos divergentes

Em todas as terapias serão ouvidas as queixas do paciente, ou seja, os motivos pelos quais é aparentemente levado a procurar terapia. Isto significa que será dada atenção aos sintomas. Nas terapias psicanaliticamente orientadas haverá também uma hipótese sobre as fases do desenvolvimento emocional em que estes se originaram, bem como sobre as influências paternas e maternas de então.

Um ponto de interesse visto de forma diversa pelos diferentes autores é o seguinte: enquanto para Wolberg *(op. cit.)* uma relação terapêutica funcional é um objetivo primordial da terapia, para os autores de origem psicanalítica, tal relação é apenas uma conseqüência natural da atividade interpretativa ou de uma postura terapêutica adequada. Neste caso considera-se que também a transferência negativa faz parte de uma relação terapêutica funcional.

Um outro ponto de divergência entre os autores se refere à contratransferência. Para Wolberg *(op. cit.)* esta é sempre negativa. Para os psicanalistas (Racker, 1960), ela sempre existe, ela é um fato. Como tal deve ser compreendida e utilizada em benefício do paciente. Autores modernos podem fundamentar uma interpretação na contratransferência.

A natureza da contratransferência vai depender dos aspectos psicológicos específicos do terapeuta ativados pelo paciente num dado momento. Tais aspectos podem se manifestar somente num caso em particular, ou podem apresentar-se em diversas formas com vários pacientes.

Segundo Wolberg *(op. cit.)*, todos os sistemas psicoterápicos contemporâneos servem-se de alguns dos princípios fundamentais de Freud, embora lhes imprimam sua própria marca. Conceitos tais como "inconsciente", "repressão", "transferência" e "resistência" são, até certo ponto, unanimemente aceitos. Mas os meios pelos quais o paciente é levado a conscientizar seus problemas, e a extensão da exploração do inconsciente e do *insight*, vão depender do tipo de orientação teórica do terapeuta.

Por outro lado, as terapias comportamentais, baseadas no condicionamento operante, não consideram de grande valor o *insight*, que decorre inevitavelmente de uma experiência terapêutica corretiva.

Wolberg afirma que os terapeutas eficientes de qualquer corrente sabem que a compreensão interna não é suficiente para se obter resultados concretos em psicoterapia. Alguns acham que a vivência da compreensão interna é suficiente; outros acham que os padrões condicionados de comportamento não se modificam apenas mediante compreensão. Várias técnicas devem ser implementadas.

2. Visão eclética

Dentro de uma visão eclética, à técnica interpretativa clássica, poderiam somar-se outras medidas terapêuticas, desde que não colidentes, não só com a finalidade de modificar velhos padrões enraizados. Justificar-se-ia utilizá-los também para criar incentivos à mudança, lidar com forças que bloqueiam a ação, promover a solução de problemas e o teste da realidade, ajudar o paciente a controlar as ansiedades que interferem em seus objetivos, corrigir problemas ambientais solúveis, encorajá-lo e aceitar o irremediável, aceitando as suas próprias limitações ao mesmo tempo que desenvolvendo suas potencialidades.

De um ponto de vista eclético, dentro de um mesmo tratamento, podem ser objetivos da terapia o alívio do sintoma, a modificação de comportamento e uma reconstrução da personalidade. Uma terapia pode ter apenas um desses alvos, como vimos anteriormente, ou dois, ou os três.

No início da terapia, em geral o paciente parece estar mais próximo desses três alvos, do que na fase intermediária.

Depois da remoção do sintoma, se a terapia continuar, e sobretudo quando os padrões habituais de comportamento forem confrontados, a resistência e a transferência vão irromper e reduzir ou eliminar temporariamente a melhora sintomática e comportamental.

Se o tratamento for interrompido nesta fase intermediária, vai mostrar menores resultados do que se tivesse sido interrompido anteriormente. Contudo, na medida em que prossegue a elaboração da transferência e da resistência, a melhora sintomática e comportamental voltará a se manifestar, acompanhada agora de mudança em nível de reconstrução da personalidade.

3. A mecânica da mudança em psicoterapia eclética

O paciente se torna consciente da dinâmica que produz o seu sintoma. Com base nesse entendimento, ele procura canalizar a sua energia de forma mais construtiva e criativa. Os esquemas que propiciavam sintomas neuróticos são substituídos por padrões maduros que propiciarão a gratificação das necessidades básicas. À medida que ele abandona antigos temores e se liberta dos fatores paralisantes, ele passa a adquirir um controle progressivo sobre seu ambiente, a habilidade de se relacionar melhor com as pessoas, e a capacidade de expressar seus impulsos de uma forma culturalmente aceita. A função do terapeuta durante este processo evolutivo é a de um agente que catalisa a mudança, ajudando o paciente a dissolver suas resistências ao amadurecimento.

Se fôssemos partir o processo psicoterápico em componentes sucessivos, encontraríamos em geral a seguinte seqüência:

1. O paciente se queixa dos sintomas. Estes, de início não são vis-

tos como produzidos por ele próprio. Ele pode queixar-se do ambiente ou da "doença" em si.
2. Ele percebe a sua própria participação na produção dos sintomas, como contribui para que ocorra o padrão de repetição.
3. Percebe seus mecanismos defensivos manifestos, inclusive a atuação dos mesmos em psicoterapia.
4. Gostaria de modificá-los, mas acha que não está a seu alcance.
5. Recorda a sua história, a sua infância e, por fim, através de todo o material clínico, surge uma tese sobre quando e como teria se originado sua problemática (em que fase do desenvolvimento, sob que influências e em que condições teriam surgido os mecanismos de defesa; isto se refere em geral a fases muito precoces do desenvolvimento).
6. O vínculo com o terapeuta lhe dá força e motivação para modificá-los.
7. Ao mesmo tempo começa a esboçar uma nova imagem de si mesmo, a qual também o ajuda no processo de mudança.
8. Realiza uma modificação de atitude, ao mesmo tempo que busca a origem dos seus mecanismos defensivos no passado.
9. Toma conhecimento do impulso que foi originalmente suprimido.
10. Este impulso é parcialmente integrado ao *self* e parcialmente transformado em energia criativa; paralelamente, os valores e o quadro de referência do paciente se modificam.
11. Há a internalização de um novo Objeto que lida diferentemente com os impulsos do id.
12. O paciente cria novos padrões de comportamento que vão sustentar a mudança ocorrida em nível intrapsíquico.

Nesta descrição estão contidos os três níveis de psicoterapia. A remoção ou alívio dos sintomas (do item 1 ao 4 ou 5) poderia ser incluída numa terapia suportiva. A modificação de atitudes (do item 5 ao item 8) é obtida através da terapia reeducativa. E, por fim, o desenvolvimento da personalidade e a maturidade são alcançados através da terapia reconstrutiva. Um mesmo processo psicoterápico pode incluir as três abordagens.

Observa-se, pois, que modernamente há terapeutas que trabalham concomitantemente os fatores sintomáticos e os causais. É claro que, nestes casos, o terapeuta não será uma "folha em branco" sobre a qual o paciente inscreverá sua realidade interior, como tradicionalmente na psicanálise, pois esta postura colidiria frontalmente com o papel ativo do terapeuta na remoção do sintoma.

Nossa visão pessoal da terapia é a seguinte: uma vez removido

123

o sintoma, libera-se uma energia que pode ser dirigida para a sublimação, desde que se continue trabalhando com o paciente. Um trabalho na posição cognitiva pode produzir a compreensão interna (o *insight*) dos mecanismos que levavam ao sintoma, dos desejos recalcados, e da dificuldade de lidar com a energia agora livre. Sobre isto se fará todo um trabalho de elaboração que vai transformar a compreensão interna em ação. O vínculo terapeuta-paciente e a incorporação de um Objeto interno remodelado na figura do terapeuta (como detalhamos em aulas anteriores) terão um papel fundamental no decorrer deste trabalho.

Dentro de uma "visão eclética" e integrada da psicoterapia, teremos de trabalhar sobre sintomas e sobre causas.

4. A resistência

A resistência se apresenta em todas as fases do tratamento e se opõe a encarar-se a realidade externa e interna, bem como ao abandono das vantagens secundárias da neurose e à aceitação da maturidade.

A resistência pode aparecer sob várias formas: a autodesvalorização, a cura forçada, a intensificação dos mecanismos de defesa e o *acting-out*. Dentre as várias concepções de *acting-out* vamos entendêlo aqui de uma forma que seria aceita pela grande maioria. O *acting-out* é um fenômeno que se manifesta no decorrer do processo analítico, quando o paciente desloca sentimentos que seriam, em tese, dirigidos para o analista a outras pessoas do ambiente e os atua de forma destrutiva.

Segundo Wolberg (*op. cit.*) "a habilidade do terapeuta se revela pela sua destreza em reconhecer e manejar as manobras de resistência por parte do paciente".

Resumo

Segundo Wolberg (1967), todos os sistemas psicoterápicos contemporâneos servem-se de alguns dos princípios fundamentais de Freud, embora lhes imprimam sua própria marca. Conceitos tais como "inconsciente", "repressão", "transferência" e "resistência" de que tratamos nas aulas anteriores, são — até certo ponto — unanimemente aceitos.

Deve entender-se esta afirmação de Wolberg, porém, com certo cuidado, pois tais conceitos não são utilizados no mesmo sentido em que formulados por Freud, muitas vezes, por terapeutas que se limi-

tam a utilização de técnicas criadas a partir das descobertas do condicionamento operante. E mais: há em psicoterapia linhas descendentes das diversas ramificações que se originaram da obra de Freud, as quais — embora admitam tais conceitos — contradizem o entendimento que Freud tinha de sua utilidade para a psicoterapia.

Mas, com essas devidas ressalvas, podemos aceitar que o conhecimento dos conceitos de "inconsciente", "repressão", transferência" e "resistência" é importante para realizar o atendimento psicoterápico em geral.

Com exceção da resistência, a que demos pouca atenção até agora, esses conceitos foram amplamente estudados nas aulas anteriores.

A resistência se apresenta em todas as fases da terapia e se opõe ao encarar a realidade externa e interna, bem como ao abandono das vantagens secundárias da neurose e à aquisição da maturidade. Ela pode aparecer sob várias formas: a autodesvalorização, a cura forçada, a intensificação dos mecanismos de defesa e o acting-out.

Segundo Wolberg, a habilidade do terapeuta se revela pela capacidade de reconhecer e lidar com a resistência do paciente. A interpretação, ou o manejo, ou a ignorância, ou a evitação da transferência, o manejo da resistência, a maior ou menor atenção dada ao inconsciente e à repressão estarão servindo aos objetivos terapêuticos que, invariavelmente, são: o desenvolvimento pessoal, a modificação de uma relação disfuncional de causa e efeito e, de algum modo, a ampliação do autoconhecimeno.

Segundo Wolberg, mesmo nas terapias comportamentais alguma compreensão interna decorre inevitavelmente de uma experiência terapêutica corretiva. Acrescenta o autor que os meios pelos quais o paciente é levado a conscientizar seus problemas e a extensão e a exploração do inconsciente e da compreensão interna (insight) vão depender da orientação teórica do psicoterapeuta.

Além do favorecimento da conscientização, ainda, alguns outros procedimentos serão comuns a todo atendimento psicoterápico individual. O terapeuta estará atento à realidade consciente e ao presente imediato do paciente, à sua forma de lidar com os problemas, às suas defesas e à manifestação da resistência.

Segundo Wolberg há, ainda, alguns fatores que podem contribuir para o bom êxito de qualquer forma de atendimento psicoterápico, a saber: o desabafo, certo grau de idealização do relacionamento, a auto-sugestão, a expectativa de melhora (esperança), a transferência positiva, a contratransferência positiva e a filosofia de vida mais produtiva que deriva de todo atendimento.

Em virtude das coincidências e analogias existentes entre as várias linhas psicoterápicas, torna-se possível — segundo os "ecleticistas" — utilizar contribuições de algumas dessas fontes em conjunto, em benefício de maior potência terapêutica.

Uma abordagem integrada de atendimento em psicoterapia é aquela que se inicia pela remoção ou alívio dos sintomas, prossegue com a modificação de atitudes (objetivo principal das terapias reeducativas) e chega às mudanças de base.

Numa terapia deste tipo, a mecânica da mudança se produz da seguinte forma. O paciente se torna consciente da dinâmica que produz o seu sintoma. Com base nesse entendimento, ele procura canalizar a sua energia de forma mais construtiva e criativa. Assim os esquemas que propiciavam sintomas neuróticos são substituídos por padrões maduros que propiciarão a gratificação das necessidades básicas. À medida que o paciente abandona antigos temores e se liberta dos fatores paralisantes, ele passa a adquirir um controle progressivo sobre seu ambiente, a habilidade de se relacionar melhor com as pessoas, e a capacidade de expressar seus impulsos de forma culturalmente aceita. A função do terapeuta durante este processo evolutivo é a de um agente que catalisa a mudança, ajudando o paciente a dissolver suas resistências ao amadurecimento.

A mecânica da mudança poderá ser vista dentro de um enfoque diferente na dependência da orientação teórica do terapeuta.

A impressão que se tem é que a obra de Freud, por ser muito ampla e abordar a psicopatologia sob vários ângulos, propiciou a formação de diversas escolas, cada qual enfatizando algum aspecto específico. Neste processo alguns conceitos passaram a ser interpretados de um modo um pouco diverso pelos vários autores, mas, na realidade, não de forma totalmente colidente. Na verdade, parece tratar-se de uma ciência única, demasiado extensa para crescer só pelo impulso de profissionais que pensam da mesma maneira.

Isto justifica a utilização simultânea de achados provenientes dos diversos ramos.

Aula XII
CONTRIBUIÇÕES DE JUNG

O ecletismo em psicoterapia possibilita não só introduzir técnicas de várias origens visando a maior eficácia terapêutica, como também ampliar nossa visão teórica da psicoterapia, integrando conceitos provenientes de várias linhas, à medida que vamos nos aprofundando nelas. Meus estudos da obra de Jung, a experiência vivencial de uma análise junguiana, e a aplicação deste campo de conhecimentos na prática, levaram-me a concluir que elas pesam significativamente para abreviar o processo terapêutico, quando integrados a procedimentos focais e contratuais.

Segundo minha experiência pessoal, se pretendemos começar pelos sintomas, liberar a energia criativa do paciente, e depois descermos às raízes da problemática e produzirmos modificações de base em um curto espaço de tempo, o melhor que teremos a fazer será atentarmos para algumas contribuições de Jung. Este modelo em si, como já vimos, prevê a possibilidade de uma abordagem em certa medida eclética.

Vários autores junguianos, após a morte de seu precursor, continuaram defendendo a sua postura eclética. Storr (1973) prognosticou que, em breve, as diferentes orientações psicológicas deixariam de existir como escolas separadas, porque as divergências teóricas são "meras tempestades em copo de água", que servem apenas para disfarçar a semelhança básica que há no trabalho de analistas e terapeutas de várias linhas. Samuels (1985), embora considerando que tal afirmação possa parecer exagerada, concorda com a existência, na atualidade, de intercâmbios e influências mútuas sem precedente.

O modelo junguiano, como sabemos, deriva do freudiano, mas com algumas diferenças fundamentais, entre as quais, a maior ênfase que dá ao passado da espécie e à influência da cultura, como causas e fatores precipitantes dos sintomas, do que ao desenvolvimento psicossexual. Esta diferença é minimizada, entretanto, na escola desenvolvimentista junguiana, considerada eclética pelo fato de juntar, às contribuições de Jung, achados em psicologia do desenvolvimento provenientes da linha de pensamento freudiana.

No entanto, embora incorporando os aludidos achados, a escola desenvolvimentista junguiana não poderá confundir-se com a freudiana, mantendo com esta diferenças assim como todas as outras escolas junguianas.

Embora todas as escolas junguianas dêem alguma ênfase, em maior ou menor grau, ao desenvolvimento da personalidade, elas se preocupam também — no que diferem das freudianas — com as funções do *self*, com o inconsciente coletivo e os arquétipos.

Sejamos mais claros. Na linha de pensamento junguiana o conceito de Sombra substitui de certo modo o conceito de inconsciente freudiano. Só que a Sombra pode não ser necessariamente produto de recalcamento. Como salienta Byington (1988), só os conteúdos da Sombra "patológica" mantêm-se fora da consciência por obra da censura. Existe também uma Sombra " não-patológica" com todo um potencial criativo. Isto porque, além do inconsciente pessoal que se caracteriza pela Sombra patológica, existem, em cada indivíduo, resíduos do inconsciente coletivo que constituem a Sombra criativa.

O conceito de inconsciente coletivo apresenta-se, à primeira vista, um tanto complexo, e, portanto, reservamos a ele um tópico à parte. Mas, embora complexo, representa um achado de valor fundamental para o trabalho terapêutico.

Porém, acima de tudo, a descoberta junguiana das quatro funções psíquicas, possibilita dinamizar, focalizar e abreviar a psicoterapia.

Existem quatro funções típicas da psiquê (ou do *self*) — pensamento, intuição, sensação e sentimento — que, aliadas à extroversão (entendida como estar o indivíduo a serviço do outro) ou à introversão (colocar o outro a serviço próprio), formariam, para Jung, oito tipos psicológicos. Na realidade, temos todos as quatro funções, mas a que for dominante caracterizará nosso modo de ser. A menos utilizada em geral estará mais envolvida na Sombra patológica e será determinante de certos sintomas.* Nesta aula, vamos mostrar também o que significa focalizar a terapia sobre a hierarquia das funções, assim como ela se apresenta no paciente.

1. O passado da espécie e a influência da cultura

O *self* cultural é um conceito importante para o entendimento deste tópico. Resumidamente seria ele o determinante cultural do psiquismo, não só do seu quadro de valores, mas também da organização dos seus instintos e da formação da sua capacidade de processamentos de dados. Por outro lado, e ao mesmo tempo, o *self* cultural é também o substrato da cultura dentro do psiquismo do indivíduo, e, como tal, é influenciado pela mesma.

O *self* cultural e o *self* individual (este último ora entendido como princípio organizador ou determinante do psiquismo, ora como o próprio psiquismo) passam juntos, assim como as culturas, por quatro ciclos evolutivos.

As culturas e sociedades principiam pelo ciclo matriarcal. Há culturas que, embora tendo passado por ele, vêm depois a opor mecanismos de repressão ao mesmo, a persegui-lo de certo modo. Algumas culturas, contudo, atuam de forma mais funcional e eficaz. Após ter passado por ele, guardam com carinho seus resquícios, beneficiam-se de suas contribuições e aprendem os recursos que lhes advêm do mesmo. Assim, em determinadas situações ou momentos, ou áreas específicas de convivência, podem continuar a utilizá-lo, embora ele esteja longe de prevalecer sobre os demais.

O ciclo matriarcal se transforma no patricarcal e este no de alteridade. O de alteridade se transforma no ciclo cósmico.

Byington (1987) descreve pormenorizadamente esses dinamismos, enquanto atuantes sobre o *self* individual e o cultural, entendidos no caso como o próprio psiquismo e o substrato cultural dentro dele.

Como a idéia de que o *self* determina (ou antecede) toda a estrutura psíquica ainda é nebulosa na literatura, pois, para sermos precisos deveríamos entender que são as funções do *self* especificamente que dão origem a tudo o mais, inclusive ao próprio *self*, deixamos de lado a concepção de *self* como princípio organizador. Pas-

---

* A função dominante recebe diversos nomes na literatura junguiana: função de maior validade (Jung, 1921), superior (Von Franz, 1971), mais diferenciada (Byington, 1988). Em contraposição a menos utilizada é chamada de menor validade, inferior, menos diferenciada e, às vezes, de marginalizada.

samos, daqui para a frente, a utilizar as definições de Byington. *Self* passa a ser entendido como a psiquê, ou seja como consciência acrescida do inconsciente, ao passo que *self* cultural passa a ser entendido como um substrato da cultura que existe dentro dele desde o começo, e sofrendo influências culturais desde sempre.

Com esta definição em mente, vamos descrever agora, de forma sucinta, fundamentando-nos na obra de Byington (1987), como o *self* cultural e o *self* individual passam pelos ciclos matriarcal, patriarcal, de alteridade e cósmico e qual o seu real significado para a maneira de ser de cada indivíduo.

2. Os ciclos de evolução

O dinamismo matriarcal se caracteriza pela exuberância emocional, a sensualidade, fantasia, intuição, emoções e magia. Os rituais e costumes ritualizados servem de ponto de apoio e, ao mesmo tempo, de fachada.

Quando o dinamismo patriarcal é o mais significativo numa dada cultura, sociedade ou família — e é o que ocorre na maioria das famílias no mundo civilizado, não só do nosso século, mas nas culturas ocidentais d.C. — a figura do pai e de seus valores assume uma preponderância na educação e criação dos filhos e influi no seu desenvolvimento emocional, tentando infundir-lhe as seguintes características: honra, hombridade, pontualidade, virtude, dignidade, perfeição, eficiência, coragem, dever, vitória, obediência, lógica, coerência, pureza, patriotismo, heroísmo. Essas são sentidas como qualidades ideais e, ao mesmo tempo, representam também as idéias básicas em torno das quais gira o dinamismo patriarcal, assim também como o adultério, a traição, a homossexualidade, o respeito, a autoridade.

Através de tais idéias o dinamismo patriarcal se exerce, delimitando, com rigor, importantes setores energéticos dos processos inconscientes. Diz o autor: "Foi com a idéia de dominação e conquista que os grandes impérios patriarcais dominaram a Terra. É com a idéia de vitória e da glória que um atleta olímpico treina anos a fio".

No dinamismo patriarcal há grande ênfase sobre o poder que delimita a consciência com assimetria de polaridades. Neste sentido, quando impera o dinamismo patriarcal, é sempre bom ser herói e mau ser covarde, há sempre os que estão por cima e os que estão por baixo e há as minorias discriminadas. Como diz o autor, preza-se a coragem e abomina-se o medo. "Esta característica impregna a consciência patriarcal com muito idealismo, exigência e perfeccionismo que, em condições exageradas, facilmente se convertem em intolerância e superexigência e, até mesmo, em fanatismo e radicalismo." Mas o dinamismo patriarcal em proporções limitadas, operando ao lado de outros dinamismos (o autor se refere ao matriarcal, ao de alteridade e ao cósmico) é positivo na medida em que é responsável pela coerência e pela organização.

Isto tudo não significa que as qualidades aqui mencionadas sejam necessariamente transmitidas à criança pelo pai. Elas podem ser transmitidas pela própria mãe ou por qualquer pessoa num contexto patriarcal. Mas toda a cultura patriarcal está associada simbolicamente à figura do líder-pai e não poderia existir se não existisse a figura paterna tradicionalmente voltada para os valores aqui descritos.

Do ponto de vista junguiano, entendemos que uma das funções do pai no desenvolvimento emocional é reforçar, ao mesmo tempo que estabilizar os valores, idéias e símbolos patriarcais que existem já inconscientemente na criança desde sempre e que são associados à figura paterna. Um pai fraco, alcoólatra, incapaz de prover ao sustento da casa, dominado pela mãe, desestabilizaria o dinamismo patriarcal inato e constitucionalmente existente no filho. Ao passo que um pai excessivamente poderoso e patriarcal acirraria esses valores ao extremo.

Na cultura patriarcal em que vivemos, o dinamismo matriarcal costuma ser reprimido ou, quando muito, colocado em seus "devidos limites".

A influência da mãe se dá, em geral, passando os valores patriarcais tanto aos filhos quanto às filhas.

O dinamismo da alteridade funciona ocasionalmente ou em certas camadas sociais específicas, mas, paradoxalmente é um ideal a ser atingido pelo homem patriarcal.

No dinamismo da alteridade o indivíduo se situa facilmente no lugar do outro. Distinguem-se a igualdade, a liberdade, a fraternidade, a tolerância, a compreensão, a convivência, o encontro, a fé, a esperança, a caridade, a amorosidade da troca, a busca do encontro mutuamente frutificador.

É meu parecer que este tenha sido o escopo das culturas e sociedades patriarcais inúmeras vezes, mas a dificuldade de lidar com o dinamismo matriarcal torna também difícil "colocar-se no lugar do outro". Assim, o homem busca entrar no dinamismo da alteridade com recursos patriarcais, implicando, muitas vezes, revoluções para ganhar poder, que nada mais fazem do que reforçar o dinamismo patriarcal existente e impedir, paradoxalmente, a passagem para o ciclo da alteridade.

Mesmo assim o indivíduo consegue ocasional e parcialmente funcionar neste dinamismo. Ele é também transmitido através das religiões e passa a fazer parte de um ego ideal. Ele é ainda o que se espera que resulte no indivíduo de uma terapia reconstrutiva.

O dinamismo cósmico se refere ao "processo como um todo", destacando-se o significado global, a sabedoria, a paz, o repouso e a completude.

Para nossa abordagem terapêutica, importa compreender a repressão cultural do dinamismo matriarcal, sua influência no paciente e como ele se situa em relação ao dinamismo patriarcal em que vive, encaminhando-o em direção ao de alteridade. O ciclo cósmico é importante nos momentos de transformação radical, ou como "preparação para a morte" (Byington, *Junguiana*, 5).

3. A influência da cultura herdada no inconsciente pessoal

Em psicanálise, Klein (1945) nos mostrava que a evolução edípica no filho homem e sua potência futura dependeriam da imagem interior que este teria feito da mulher (a mulher representada no aparelho psíquico como Objeto total). Esta representação da mulher, no aparelho psíquico do homem, Jung chama de *anima*, e a representação do homem no aparelho psíquico da mulher, de *animus*. A *anima* e o *animus* são, na realidade, herdados, mas como meros esboços a serem preenchidos depois, através de experiências com pessoas reais de outro sexo.

O relacionamento da mulher com os homens e principalmente com o marido, o companheiro e o amante será, em grande parte, determinado por seu *animus*.

O primeiro incremento do *animus* se dá quando a criança é muito pequena, quando começa a diferenciar a mãe do pai e passa a incorporá-lo no aparelho psíquico.

A função do pai no desenvolvimento emocional da filha mulher, será — entre outras coisas — delinear melhor seu *animus*. No caso do menino, o pai será incorporado como parte do *self*, e poderá contribuir tanto para a formação dos valores, como para a formação da Sombra, como, ainda, servir de modelo ao ego. Se for incorporado à Sombra, poderá originar complexos ou fazer parte deles. (Leia-se sobre complexos em *Fundamentos de psicologia analítica*). Muito sucintamente, eles podem ser definidos como conjuntos de representações e tendências que se situam no nível inconsciente, constituem unidades autônomas e, quando estimulados, podem exteriorizar-se através de atos esteriotipados, sempre com uma mesma finalidade específica.

4. O inconsciente coletivo

Byington (1989), numa série de palestras sobre "A influência cultural na obra de Jung", esclareceu o conceito de inconsciente coletivo de forma didática, através do relato de como Jung exercitava a *fantasia ativa*. Disse que ele conversava com imagens que a ele apareciam como se fossem visões ou fantasmas. Sendo psiquiatra, sabia que, para os seus colegas, naquele estágio da psiquiatria, tais imagens significariam um estado alucinatório característico de uma psicose. Todavia, ele mesmo acreditava que estas imagens fossem manifestações do seu próprio inconsciente e a sua conversa com as mesmas representava uma forma de fantasia ativa.

Certo dia visualizou um personagem mitológico que se chegou a ele e disse: "essas imagens não é você quem produz, você apenas as capta...".

Jung entendeu então que havia algo que ia além do inconsciente pessoal, era uma outra dimensão inconsciente, que não pertencia ao indivíduo exclusivamente, e com a qual ele, através de suas visões, conseguia se pôr em contato. Chamou a essa dimensão de *inconsciente coletivo*. Era como se fosse a súmula do inconsciente de todos os seres humanos, que viveram nas mais diferentes épocas e nas mais diversas culturas.

Desenvolvendo o conceito de inconsciente coletivo, Jung estudou seus conteúdos e chamou a esses de arquétipos. Os arquétipos podem ser entendidos como padrões ou modelos de imaginação, detectáveis nos mitos e nas estórias lendárias, com características semelhantes em várias culturas e vários povos. Eles residem também em nosso inconsciente, mas não podemos identificar-nos plenamente com eles enquanto estamos em contato com a realidade imediata. Se esse contato se romper por algum motivo (uma "psicose", por exemplo), poderemos ter uma identificação total com eles. Perry (1976) nos relata como nos delírios dos psicóticos que perderam o contato com a realidade aparecem idéias e vivências idênticas a de mitos de culturas que esses pacientes jamais conheceram ou sequer ouviram falar e o quanto o contato com estes conteúdos é regenerador.

Mas não precisamos irromper numa psicose para nos beneficiarmos da força dos arquétipos. Podemos fazê-lo expondo-nos ao fascínio das figuras arquetípicas presentes nos mitos, contos de fadas, nas obras de arte e em nossos sonhos noturnos.

5. As quatro funções psíquicas

"A função é algo que desempenha, opera, atua." Com esta frase inicia Hillman (1970) a sua obra que trata da visão junguiana das funções psíquicas. E prossegue esclarecendo que a função é um processo "que se dá durante um período de tempo". Neste sentido, quatro são as funções psíquicas: pensamento, sentimento, sensação e intuição.

Ao analisar a definição desses conceitos de Jung, Hillman (*op. cit.*) adverte para a confusão que poderia surgir entre a função psíquica propriamente dita e o conceito que é utilizado para designá-la. É preciso ter em mente que um mero pensamento não caracteriza a função com este nome, tal como um mero sentimento não tipifica a respectiva função. A função constitui a operacionalização dos conceitos. Uma pessoa pode ter muitos sentimentos a respeito de uma dada situação, mas agir através do pensamento, da sensação ou da intuição. Neste caso não foi a função sentimento que operou, apesar de o indivíduo estar imbuido de sentimentos.

As funções psíquicas podem ser entendidas, a nosso ver, como os tentáculos da teoria da personalidade junguiana, pois se estendem e alcançam os seus principais conceitos. Assim, através da função sentimento se chega à *anima* (Hillman, *op. cit.*), da função intuitiva aos arquétipos (Cann e Donderi, 1986), da função menos utilizada à Sombra (Von Franz, 1971), e qualquer função pode estabelecer a ponte com o inconsciente coletivo (Hillman, *op. cit.*).

Clinicamente se evidencia (Jung, 1921), nos sintomas apresentados pelos pacientes, a supervalorização de uma dada função em detrimento de outra que fica marginalizada. Temos observado, ao longo de nossa prática terapêutica, que a marginalização de uma dada função se apresenta, via de regra, associada ao desenvolvimento psicossexual patológico, à má resolução do complexo de Édipo, à supressão de fomes psicológicas e a relações Objetais que geram interações pessoais destrutivas, ou pelo menos disfuncionais. O tratamento de todos esses aspectos acaba por se dar se as tomarmos como a tônica do tratamento, ou como foco terapêutico.

Já discutimos previamente a questão do foco terapêutico como uma eventual limitação de objetivos, na ótica de certos autores. Mostramos, no entanto, que dependendo da forma em que é utilizado, ele pode dar origem a "contratos" que resultam na libertação do verdadeiro eu.

Em se tratando das funções psíquicas isto é particularmente verdadeiro. Se as focalizarmos num processo terapêutico, acabaremos por trabalhar com a *individuação* como um todo.

6. As funções psíquicas e a individuação

A individuação é, para Jung (1921), o desenvolvimento do indivíduo, de sua essência, sem que isto o leve ao isolamento, pois consiste também no desenvolvimento de faculdades que o tornarão apto e disposto para a vida em sociedade. Deve distinguir-se entre individualismo e individuação. O primeiro significa dar ênfase deliberada a supostas peculariedades que se opõem às obrigações coletivas, ao passo que a segunda implica a realização melhor e mais completa das qualidades coletivas do ser humano.
A individuação consiste numa diferenciação e junção gradual de funções e faculdades que em si mesmas são universais (Jung, 1934). Neste sentido a diferenciação e integração das quatro funções psíquicas faz parte essencial do processo de individuação. Jung chama também a individuação de "realização de si mesmo" (1916, p. 71) ou de aquisição de "nossa singularidade mais íntima, última e incomparável, significando também que nos tornamos o nosso si-mesmo" (1916, p. 49).
A meta da individuação pode ser despojar o si-mesmo dos falsos invólucros da *persona*.
A *persona* é um complicado sistema de relação entre a consciência (por consciência, entenda-se o que Freud chama de "consciente") individual e a sociedade, é uma espécie de máscara destinada, por um lado, a produzir um determinado efeito sobre os que nos rodeiam e, por outro, a ocultar a nossa verdadeira natureza. Quem estiver totalmente identificado com a sua *persona* a ponto de não conhecer-se a si próprio, deverá despojar-se dos seus falsos invólucros como parte do processo de individuação. Mas a existência da *persona* em si não pode ser negada, pois ela significa representar o devido papel na sociedade, a capacidade de tomar uma atitude oficial, de poder aparentar o que se queira ou ostentar uma determinada imagem.
É importante para a meta da individuação que o indivíduo aprenda a distinguir entre o que parece ser para os outros (*persona*) e entre o que é, também, para si mesmo.
A função perceptiva (sensação), quando assume uma forma predominantemente extrovertida, possibilita ao indivíduo perceber o que se espera dele, levar em conta essas expectativas e responder com um estilo próprio (leia-se a descrição do tipo perceptivo extrovertido em Jung, 1921, ou então em nossa tese de livre-docência apresentada à USP, "A Teoria das Funções Psíquicas e a Terapia Focal Junguiana"). É nossa hipótese, constantemente confirmada através do trabalho clínico, que não fará minimizações ou maximizações da *persona* quem tiver a sensação extrovertida diferenciada. E mais: a di-

ferenciação desta função durante a psicoterapia tem levado o paciente à construção de uma *persona* funcional, por ele sentida como "seu estilo pessoal" e não como ele próprio. Ele sabe que o "si-mesmo" é muito mais.

Estamos mostrando aqui como a diferenciação das funções, durante o processo de psicoterapia, contribui para o processo de individuação como um todo. Diríamos mesmo que ela o põe em marcha.

Isto é fácil de entender se lembrarmos que a parte consciente da personalidade está diretamente ligada à função mais diferenciada, e a função menos diferenciada representa a porta de entrada para o inconsciente (Von Franz, 1971). Assim, alterações na função superior (mais diferenciada) acarretarão modificações na estrutura consciente e alterações na função inferior (menos diferenciada) acarretarão modificações na estrutura inconsciente.

É preciso mencionar, ainda, que, para Jung, cronologicamente a função antecede à estrutura; assim, quando lidamos com as funções estamos lidando com o próprio princípio gerador.

Aliás, focalizar um tratamento psicoterápico sobre as funções, e estabelecer "contratos terapêuticos" a ela relativos, sem utilizar porém esses termos (sem falar em "foco" e "contrato") é uma prática comum entre um grande número de terapeutas junguianos.

Por exemplo: Von Franz (*op. cit.*) relata o caso de um paciente intuitivo extrovertido, cujo trabalho terapêutico se centralizava sobre a exacerbação da intuição e a aparente "inexistência" da sensação, principalmente em sua forma introvertida (na nossa linguagem, isto seria um foco). Certa ocasião, o paciente sonhou com um vagabundo maltrapilho que o perseguia. A terapeuta sugeriu um exercício de *fantasia ativa*, propondo ao paciente que conversasse com este vagabundo, o qual então se declarou responsável pelos sintomas psicossomáticos do paciente, os quais lhe enviara por não receber suficiente atenção. Este lhe perguntou o que devia fazer, ao que o vagabundo respondeu que gostaria de usufruir mais de sua companhia; poderiam viajar juntos, por exemplo.

A terapeuta sugeriu então ao paciente que fizesse exatamente o que o vagabundo pedia, após interpretá-lo como a personificação da função perceptiva relegada pelo paciente. Isto significaria viajar pelo campo, ficar em contato com a natureza, e usufruir de tudo o que seus cinco sentidos poderiam usufruir. Assim ficou combinado ("contrato terapêutico") e o paciente então viajou pelo interior da Suíça (pois era neste país que morava), pousando em hospedarias rústicas, usando vestimentas descontraídas e chegando mesmo a fazer amizade com um cavalo. Desfrutava da beleza da paisagem, do perfume da natureza, do canto dos passarinhos e de uma boa comida caseira. E foi assim que se curou.

7. Ecletismo ou terapia junguiana?

Assim, aquilo que, de início, pareceria um abusado procedimento eclético, pode acabar enquadrado-se numa forma junguiana de atuação. A utilização de conceitos freudianos e junguianos conjuntamente caracteriza uma importante escola junguiana, chamada "desenvolvimentista", liderada por Samuels (1985), Ledermann (1986), Fordham (1972) e muitos outros nomes de grande destaque na atualidade. Reunir a isto foco e contrato terapêutico — desde que não se utilize esta terminologia — é comum a todas as escolas junguianas, inclusive à clássica, que é encabeçada por Von Franz. Seremos, entretanto, mais junguianos se o foco recair em primeira instância sobre as funções psíquicas e só, em segunda instância, e por "tabela", serão tratados os impulsos reprimidos. Seremos talvez vistos como bernianos se fizermos ao contrário. Os bernianos, muitas vezes, trabalham as funções psíquicas, mas com outras denominações, e quando o fazem são considerados, por Samuels (1985), junguianos sem o saber.

Resumo

Quando ampliamos nossa visão freudiana com contribuições junguianas, podendo então compreender o desenvolvimento infantil e a influência dos pais dentro de um enfoque cultural e histórico, estamos na realidade nos tornando junguianos, pois foi exatamentte o que Jung fez. Isto fica tão mais caracterizado se passamos a apoiar nossos procedimentos psicoterápicos, no conceito de funções psíquicas.

As contribuições de Jung, apresentadas de forma muito sucinta nesta aula, mas que virão a constituir a base do modelo que passaremos a apresentar daqui para a frente são:

a) a definição de self*, considerando-se que ela aparece diferentemente nos diversos trechos da obra de Jung, ora como princípio organizador do psiquismo, ora como o psiquismo propriamente dito, como o conjunto de consciência e inconsciente;*

b) o conceito de self *cultural, que seriam as "causas" culturais do psiquismo, ou um substrato cultural dentro dele;*

c) *a existência de ciclos evolutivos pelos quais passam o self individual, o cultural e as culturas em si, bem como a descrição desses ciclos;*

d) *a influência do pai e da mãe no desenvolvimento da criança em função dos aludidos ciclos;*

e) *o conceito de* anima/animus;

f) *o conceito de inconsciente coletivo e de arquétipo;*

g) *o conceito de individuação;*

h) *a importância das funções psíquicas — pensamento, sentimento, sensação e intuição — para o processo de individuação;*

i) *a utilização de todos esses conhecimentos numa terapia que chamaríamos não junguianamente de "focal", mas que, em sua essência, seria basicamente junguiana.*

Aula XIII
DE FREUD A JUNG: UMA VISÃO GLOBAL E RESUMIDA DA ESCOLA DESENVOLVIMENTISTA JUNGUIANA, DE NOSSA ABORDAGEM E DO QUE É CHAMADO DE "ECLETISMO INTEGRADO" POR AUTORES FREUDIANOS

Nesta aula, vamos estabelecer a ponte entre tudo o que foi dito até agora. Mostramos que a psicanálise descobriu que os distúrbios psicológicos implicavam essencialmente fixações em determinadas fases do desenvolvimento.

De início se falava apenas em fixação oral, anal ou genital, pois não se conhecia muito a respeito da subdivisão dessas fases. Com o avanço da pesquisa científica, descobriu-se que a fase oral era uma espécie de fundação sobre a qual se erigia o resto da personalidade; por conseguinte, qualquer natureza de fixação teria, "por baixo", alguma frustração em nível oral. As pesquisas científicas concentraram-se então na fase oral e descobriu-se que esta, a rigor, deveria ser subdividida em várias subfases.

A partir de pesquisas laboratoriais, Mahler subdividiu a fase oral em quatro grandes subfases (estas, por sua vez subdivididas em outras tantas), a saber: "autismo normal", "simbiose normal", "treinamento" e "reaproximação". Depois acrescentou uma quinta etapa, em aberto. Esta, iniciada na fase oral, se estenderia pela vida toda. Chamou-a de "consolidação da individualidade e constância objetal".

Esta pesquisa acrescenta, à visão tradicional, a idéia de que as primeiras causas — depois sofisticadas e reelaboradas eventualmente num nível anal, genital ou meramente edípico — residiriam numa das subfases da fase oral, e os sintomas também seriam tentativas de retorno à dita subfase. Em uma aula anterior, citamos a mania de limpeza como uma tentativa de retorno à fase anal. Dentro deste mesmo raciocínio podemos dizer que uma dependência passiva, submissa e exagerada em relação à pessoa amada (que é um sintoma) representa uma tentativa de retorno à saída da simbiose. O foco da terapia deveria ser a rigor sobre a reconstrução de experiências traumáticas nestas subfases, identificando-se qual delas foi a mais crítica.

De outro lado, entretanto, pesquisas em outras áreas psicológicas, que não a psicanálise propriamente, evidenciam que há um simplismo exagerado em pensar apenas numa fase específica traumatizada, responsável por causas e sintomas nas doenças mentais.

Sabemos que há fases, ou subfases, na infância, ou na primeira infância que são excessivamente gratificadas pelo ambiente, e como tal tendem a criar o desejo de retorno, tenham sido elas traumáticas ou não. O indivíduo tende a usar com mais insistência os padrões de relacionamento típicos daquela fase, bem como os recursos que nela aprendeu.

Mas há também fases que são saltadas, talvez em virtude de traumas, ou por ação do meio ambiente, ou mesmo porque a criança constitucionalmente não era bem dotada para fazer face a seus requisitos. O indivíduo tende a não utilizar os padrões de relacionamento típicos desta fase e nem os recursos que nela teriam sido adquiridos.

Assim, o que podemos esperar é que cada paciente tenha uma propensão excessiva a utilizar os padrões de relacionamento e os recursos de determinada fase do desenvolvimento (a mais gratificada) e menos de outra (a saltada). E este seria, de forma ideal, o foco do trabalho terapêutico. Trataria de se desenvolver no paciente recursos e padrões de relacionamento que até então não utilizava e, com isto, a ênfase nos recursos excessivamente utilizados diminuiria.

Trata-se, porém, de fases muito precoces do desenvolvimento e não temos fácil acesso a essas experiências. Ademais, precisamos de um longo tempo para fazer um diagnóstico preciso. O diagnóstico no caso se confundiria com o próprio trabalho terapêutico e não permitiria o estabelecimento de um foco desde o início.

A dificuldade diagnóstica pode ser vista como decorrente dos seguintes fatores.

a) Não há uma repetição *ipsis litteris* do comportamento infantil, típico de determinada fase do desenvolvimento, na vida adulta. Embora a sua natureza seja a mesma, ele apresenta sofisticações, em função do maior amadurecimento do indivíduo.

b) Num mesmo comportamento podem estar envolvidos vários níveis de relação objetal.

c) Só com o tempo, a convivência, a análise das fantasias e o material regressivo suscitado pelas interpretações, torna-se possível diagnosticar a relação objetal dominante.

Ao diagnosticarmos a relação objetal dominante, estamos detectando, entre outras coisas, a relação na qual se originaram os mecanismos defensivos mais utilizados pelo indivíduo.

Mahler nos mostra que, na fase inicial da vida, à qual ela chama de "Autismo Normal", a criança é capaz de suportar a privação, suprindo-se com a fantasia. Existe aquilo que ela chama de "alucinação do desejo": a criança alucina que se alimenta quando está com fome. Utiliza os atos de expulsão — arrotar, soltar gases, soluçar, espirrar como mecanismos aliviadores de ansiedade. A característica primordial da fase é o desconhecimento da existência do Objeto. Do nosso ponto de vista opera, no período, "a fome psicológica de inércia" (ou o freio à motilidade) e a gratificação exagerada desta fome pode ser vista como mecanismo defensivo típico do período.

No entanto, ao estarmos frente a um indivíduo que se engana que possui o que lhe falta, pouco se move, espirra constantemente e não apresenta preocupação moral com o Outro, ignorando-o simplesmente, não podemos de pronto dizer que os vestígios do "Autismo Normal" são os mais significativos em seu aparelho psíquico. Para fazermos uma afirmação deste tipo teríamos de:

a) Saber se ele utiliza tais mecanismos em proporção maior que os de outras fases;

b) o quanto outros tipos de manifestações são afetadas por esses mecanismos;

c) compreender o funcionamento psicológico global.

Uma tipologia que talvez venha um dia a nos ajudar a identificar os níveis de frustração e gratificação mais significativos no início da vida é a de Jung.

Ao se referir ao tipo intuitivo introvertido, Jung nos mostra a importância que nele desempenha a fantasia e como ele a utiliza para se compensar das carências na vida real. Entre os intuitivos introvertidos, encontram-se, segundo o autor, os sonhadores, os profetas místicos, os fantasistas e os artistas. Mais ainda: o intuito moral deste tipo não ultrapassa os limites da unilateralidade, além de ele apresentar uma diminuta capacidade de atuação. Entre seus sintomas encontra-se uma hipersensibilidade dos órgãos sensoriais.

E, além dessas características, em que vemos de imediato semelhanças com manifestações de "Autismo Normal", temos toda uma descrição do tipo psicológico que, uma vez lida na obra original e entendida, por vezes nos possibilita identificá-lo até numa primeira entrevista.

À "Simbiose Normal" corresponde o tipo sensorial introvertido. Confunde-se, neste tipo, a percepção do objeto real com a percepção subjetiva, assim como na "Simbiose Normal", em que o Objeto é percebido como parte do Sujeito. Este tipo de pessoas, segundo Jung (1921, p. 459), produz um efeito sufocante nos indivíduos que com ele privam do mesmo modo, acreditamos, que faz a exagerada dependência do indivíduo que busca no outro a mãe simbiótica.

Temos hipóteses sobre a correlação entre as fases descritas por Mahler e as funções psíquicas. Acreditamos que cada uma das funções começou a operar, pela primeira vez, em cada uma dessas fases e que, com o tempo, a pesquisa científica venha a comprová-lo.

Mas, por enquanto, as aproximações entre as funções psíquicas e os períodos de Mahler estão, ainda, em fase especulativa, e os tipos psicológicos, caracterizados por essas funções, carecendo de revisão em virtude de achados mais recentes em psicologia. Como mostra Adler (1979), por enquanto nem mesmo podemos afirmar que existam tipos psicológicos propriamente ditos caracterizados pelo uso dessas funções. O que se pode, isto sim, é interpretar as funções conquanto manifestações da realidade psíquica do paciente.

Há muitas controvérsias na teoria junguiana das funções. O ponto central destas controvérsias está numa afirmação inicial de Jung de que haveria funções diametralmente opostas e aparentemente incompatíveis. Em alguns trechos do seu primeiro livro dedicado ao tema (1921) alega que existem funções "racionais" — pensamento e sentimento — que se opõem às irracionais, a saber, intuição e sensação. Assim, haveria tipos psicológicos racionais, que teriam como superior e auxiliar pensamento e sentimento (ou vice-versa) e como inferiores, em geral até erradicadas da consciência, a sensação e a intuição. Em contraposição, haveria os tipos irracionais, que teriam como função superior e auxiliar a sensação e intuição (ou vice-versa) e que excluiriam o pensamento e sentimento.

Em outra parte de sua obra, Jung alega que há uma oposição fundamental entre pensamento e sentimento, a primeira sendo característica dos homens e a segunda das mulheres. Assim, quem teria o pensamento como superior teria o sentimento como inferior e vice-versa. Haveria semelhante oposição entre intuição e sensação e assim quem teria a intuição como superior, teria a sensação como inferior e vice-versa.

Seus seguidores não se preocuparam em discutir esta controvérsia, mas assumiram a segunda hipótese como verdadeira. A primeira ficou sendo conhecida como uma crença de estudantes que não pensam como os junguianos devem pensar, mas esses estudantes, como assinala Samuels (1985), por "muitos anos tiveram razão". Ao se lecionar as funções psíquicas em Zurique, elas eram dispostas em forma de cruz, para evidenciar melhor a oposição existente entre elas.

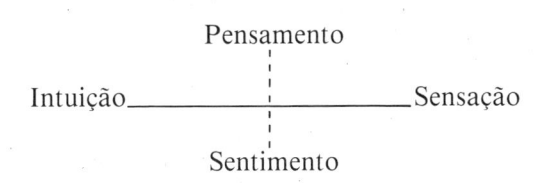

```
                Pensamento
                    |
                    |
   Intuição _____|_____ Sensação
                    |
                    |
                Sentimento
```

As funções "crucificadas"

De outro lado, toda uma corrente criticava a idéia dos opostos, principalmente por razões filosóficas e por sua incompatibilidade com a teoria de Jung como um todo.

Hillman (1970) assinalava que, na realidade, os opostos não existem desta forma marcante; eles são apenas uma simplificação produzida por nossa mente para entender realidades que, às vezes, estão fora do seu alcance, propondo que não se insistisse tanto na idéia dos opostos, em se tratando das funções.

Erkstrom (1988), baseado diretamente no cerne da teoria de Jung, mostra a integração dos opostos como um ideal a ser atingido pelo ser humano em seu crescimento. Lembra da "função transcendente" a que Jung tanto se refere, cujo papel é integrar dois opostos, transformando-os num produto novo. Assim, o indivíduo que se auto-realizou não teria mais intuição e sensação, mas teria, em seu lugar, uma outra função resultante da interação destas duas. E, por este raciocínio, desenvolvido às ultimas conseqüências, a teoria das funções psíquicas ficaria totalmente anulada.

Storr (1975) alega que a maioria dos terapeutas junguianos vem descartando a possibilidade de trabalhar com as funções psíquicas, pelo fato de sua representação em forma cruciforme ser por demasiado reducionista.

Outros autores começaram a questionar a existência de polaridades entre as funções, propondo mais pesquisas antes de se fazer afirmações desta natureza. Dentre eles, destacamos o trabalho de

Loomis e Singer (1980). Metzner *et al.* (1981) consideram as quatro funções capazes de operar sem referência a qualquer padrão global específico de combinações entre superior e inferior.

Nossa experiência pessoal coincide com a desses últimos autores. À medida que vamos trabalhando com as funções psíquicas vamos observando os seguintes fatos:

a) As quatro funções operam sem qualquer padrão global específico de combinações entre superior e inferior.

b) Algumas funções, como mostra Erkstrom, se fundem, mas não se trata aí de uma integração dos opostos, mas sim de um processo "de contaminação", não funcional, que só serve para tirar a autonomia dessas funções. Assim, por exemplo, é o caso de muitos julgamentos. Jung havia colocado o julgamento como atributo da função pensamento, e Hillman da função sentimento, acreditando que este fosse apenas uma sofisticação do "quero e não quero", "gosto e não gosto". Outros autores declararam que o julgamento era típico de ambas as funções, propondo que, em vez de denominá-las de funções racionais, fossem denominadas de funções de julgamento. Em nossa experiência, muito do "certo" e "errado" que os pacientes nos trazem são contaminações do pensamento pelo sentimento e do sentimento pelo pensamento, e só servem a que o indivíduo nem seja capaz de pensar em alguma estratégia que tenha probabilidade de êxito (pois o critério de "certo" e o "errado" é seu algoz) e nem sentir o que de fato sente, pois isto pode não ser adequado.

c) Duas funções podem ser utilizadas simultaneamente de forma construtiva sem que uma exclua a outra, com exceção exclusiva de pensamento e intuição. É impossível intuir e pensar ao mesmo tempo, mas pode-se pensar a respeito de uma intuição depois que ela ocorreu.

d) Tanto em virtude da fusão "negativa" de funções, como por causa de sua associação positiva, nem sempre é possível começar focalizando a psicoterapia sobre as funções.

Apesar dessas dificuldades todas, a validade das funções se confirma a todo momento na prática terapêutica. E, em grande número de casos, a ênfase sobre elas, logo na primeira entrevista, pode substituir a identificação de "fixações" em fases precoces do desenvolvimento.

Possível ou não diagnosticar a hierarquia das funções logo de início num dado paciente, é também indicada a tentativa de diagnosticar a hierarquia das fomes psicológicas. Na prática clínica, há conexões estáveis que se observam entre as fomes e as funções. Mas, mesmo assim, achamos que não devemos partir de uma correlação previamente estabelecida, mas com o espírito aberto para observar ambas as coisas.

Vejamos um diálogo entre um terapeuta inexperiente e seu paciente, logo ao início do tratamento:

Ter.: Parece-me que você usa pouco seus sentimentos...
Pac.: Por que?
Ter.: Porque você usa muito os pensamentos.
Pac.: Ah... sei... e isto...?
Ter.: Isto deve estar ligado à impossibilidade de estabelecer relações igualitárias, íntimas, mutuamente frutificadoras (fome de posição).
Pac.: É este o meu caso então?

O terapeuta partiu de duas hipóteses não comprovadas cientificamente: 1°) quem tem o pensamento como função superior tem o sentimento como função inferior; 2°) quem tem o sentimento como função inferior tem a fome de posição inibida. Tudo isto pode até ser verdade, mas até o momento não foi comprovado, e o terapeuta se apoiou num "esquemão", em vez de continuar observando, entendendo e pesquisando.

Pesquisando, observando, analisando, partindo dos fatos, acabamos trabalhando em geral com o foco em primeiro lugar nas funções e, em segundo, nas fomes psicológicas (impulsos reprimidos e impulsos exacerbados), nas relações objetais e na origem de tudo isto em fases do desenvolvimento infantil.

Uma abordagem terapêutica focal e junguiana

Entende-se por foco em psicoterapia a concentração em problemas ou sintomas selecionados. Tal abordagem foi inicialmente defendida por Stekel (1950) e, desde então, é com freqüência recomendada tanto por terapeutas de orientação psicanalítica, quanto por aqueles que utilizam a técnica comportamental.

Dentre os freudianos, Malan (1963) oferece a mais completa análise das técnicas focais baseadas na teoria psicanalítica de que temos conhecimento. Essas se fundamentam numa interpretação essencial, ou central, sobre a qual a terapia deve ser alicerçada. A interpretação é dada por partes, ao longo de todo o processo terapêutico, e o paciente é levado a concentrar-se nela por meio daquilo que o autor chama de "atenção e negligenciação seletivas". Isto é, o terapeuta conduzirá a atenção do paciente e reforçará essa direção, respondendo mediante comunicações verbais e não verbais, quando as associações e os *insights* do paciente seguirem um curso congruente com aquele predeterminado pelo terapeuta; por outro lado, não haverá tal comunicação reforçadora quando o paciente se desviar do caminho.

Malan defende esta técnica como o intuito de evitar a passividade e o perfeccionismo do terapeuta, que leva, segundo ele, a um prolongamento desnecessário da psicoterapia e a uma transferência superdimensionada.

No entanto, entre muitos autores, mesmo de orientação psicanalítica, surgiu a idéia de que o foco auxiliaria a transformar a psicanálise num tratamento breve, ou de aplicá-la à terapia breve. Entre esses autores, há, por vezes, a crença de que o próprio Freud, ao criar a psicanálise, de início tinha em mente a psicoterapia breve. (Small, 1971).

Aliás, são conhecidas algumas tentativas de Freud, no início de sua carreira, de êxito ao que tudo indicava, com o tratamento psicoterápico a curto prazo, como os que realizou com o compositor Gustav Mahler e com Bruno Walter. Sabemos, também, que, em 1895, em seus *Estudos sobre a Histeria*, com Breuer, Freud se referia a um tratamento de emergência, que seria realizado num curto espaço de tempo.

Contudo, com a evolução da psicanálise, e com as constantes descobertas que vinham a emaranhar e a complicar o que, de início, havia se apresentado como bem mais simples, a psicanálise foi se alongando, perdendo qualquer limite de prazo ou tempo.

Ela se tornou um tratamento de pelo menos quatro vezes por semana, a ser realizado por anos a fio.

Em parte pressionados pela demanda e pela praticidade da vida moderna, e em parte em função do progresso científico, os próprios psicanalistas começaram a buscar formas de abreviar o tratamento. Foi neste contexto que surgiu o foco em psicoterapia, o qual, assim como descrito por Malan, parece paradoxalmente incluir recursos comportamentais.

Devemos distinguir, no entanto, a terapia *breve*, na maioria das vezes voltada *apenas* para os sintomas e muitas vezes com um número já predeterminado de sessões, da terapia *mais breve possível*, em que não há predeterminação de prazo, e na qual o trabalho reconstrutivo básico é realizado concomitantemente ao alívio dos sintomas. Nela, ainda, procura-se evitar delonga, tratando, na medida do possível, o que é essencial, o que constitui a viga mestra da relação causa-efeito na problemática apresentada.

Para entendermos melhor esta diferença, vamos comparar os seguintes procedimentos: o que seria estabelecer um foco no sentido de Malan e o que seria predeterminar a tônica do tratamento.

Costumamos chamar de "tônica" de uma sessão um tema dominante que se apresenta do início ao fim e que, uma vez esboçado, pode servir de critério para a seleção das interpretações. A tônica seria, em última análise, aquele tema para o qual convergem todas as interpretações, pelo fato de ser de maior significância para o paciente naquela dada sessão. Ao revermos um caso que completou sua análise, observamos — em geral — que o tratamento todo teve uma tônica, que poderia ser resumida numa interpretação essencial ou central, como esta que serve de foco para Malan. Ocorre-nos, então, que se tivéssemos podido antecipar que esta seria a tônica quando o paciente iniciava o tratamento e concentrar sobre ela nossos esforços terapêuticos, teríamos chegado aos mesmos resultados com maior brevidade de tempo.

O fato de anteciparmos a tônica, entretanto, não nos levaria a tamanha redução do "espaço de acolhimento" (Trinca, 1988), como ocorre quando se mantém o foco da maneira proposta por Malan. Pelo fato de anteciparmos a tônica não deixaríamos de acolher com atenção todo o material do paciente, com vistas à sua seleção para a interpretação. Verificaríamos como cada um dos dados fornecidos poderia servir a esta tônica.

A primeira diferença operacional que se observa na nossa concepção de foco e na tradicional é que não reforçamos as associações e *insights* do paciente na direção do mesmo, mas nos limitamos a informar ao paciente — e verificar com ele — o que consideramos deva ser o foco da psicoterapia. Do ponto de vista do terapeuta, isto sim, o foco é o centro para o qual acabam convergindo os recursos terapêuticos utilizados.

O foco, na abordagem de que trata este livro, se operacionaliza mediante conceitos junguianos.

O foco é definido em termos das funções psíquicas: partimos do princípio que a sintomatologia está em relação direta tanto com a hiperutilização da função mais diferenciada bem como com a hipoutilização da função menos diferenciada.

Com o apoio da função mais diferenciada vamos caminhando em direção às de menor validade. A primeira função será o sustentáculo para atingir a segunda. Assim, por exemplo, num tipo reflexivo, que tem o sentimento como segunda função, começamos por explicar-lhe a importância da utilização dos sentimentos em sua plenitude. Informamos das vantagens e riscos. O paciente em geral contra-argumenta e leva um tempo até que ele entenda o seu próprio quadro e as vantagens que teria, para o alívio de seus sintomas, de trabalhar a função sentimento.

Não se trata de uma "intelectualização" no seu sentido defensivo. Trata-se de utilizar o canal de comunicação disponível do paciente, para fazer com que ele se disponha a trabalhar com aquilo que nos parece útil. Sem a sua concordância não será possível diferenciar seus sentimentos, pois não nos parece viável uma terapia em que terapeuta e paciente tenham objetivos diferentes.

Na nossa experiência não é difícil levar o paciente, com o apoio de sua primeira função, à segunda. No caso citado, logo o paciente estará identificando seus sentimentos, estará atento a eles e os reprimidos poderão ser de certa forma liberados, muitas vezes, através da simples interpretação. Freqüentemente o paciente poderá entrar num "torvelinho de emoções" e estas se dirigirem inclusive à figura do terapeuta.

Imaginemos que a sua terceira função seja a sensação. O terapeuta, através da carga afetiva (libido) que deposita nele o paciente, pode estimulá-lo a "pôr os pés no chão", a ver e ouvir o que se passa, a buscar o prazer na sua alimentação, etc. Mas, no momento de passar da terceira função para a quarta, o paciente oporá uma série de defesas, que ele sentirá como que involuntárias e ambos, terapeuta e paciente, terão a impressão de estarem perdidos diante da situação. Em geral a resistência é produto da Sombra.

Segundo Von Franz (*op. cit.*, p. 95) "é pela quarta função que a Sombra, o *animus*, ou a *anima* e a personificação do *self* entram... a função inferior está tão perto do inconsciente... que é naturalmente o ponto frágil da consciência, através do qual as figuras do inconsciente podem entrar".

Passar da terceira para a quarta função representa atravessar a barreira entre o consciente e o inconsciente.

Segundo Jung (1921, p. 508), só é possível levar a aflorar a última função, fazendo emergir, através de procedimentos psicanalíticos, as imagens e fantasias por ela suscitadas. Se essas vierem à consciência, também o virá dita função, passando a ter ela então uma oportunidade de desenvolvimento.

Se o paciente sonha, a tarefa é mais simples. O sonho evidenciará (Jung, 1943) como o paciente lida com seus complexos. Ilustremos com um exemplo apresentado por Jung na referida obra. Trata-se de uma paciente que teria tido uma relação psicologicamente incestuosa com a mãe. Após o falecimento desta, ligara-se a uma amiga com quem reproduzia o mesmo tipo de relacionamento. Uma homossexualidade latente e reprimida impedia que o relacionamento fosse verdadeiramente gratificante. Esta paciente então sonhou que deveria atravessar um rio de uma margem à outra. Chegar à outra margem afigurava-se-lhe no sonho como algo vital. Do outro lado do rio havia o caminho que a conduziria a alguma coisa. No entanto, ao tentar atravessar o rio, não conseguia fazê-lo, pois um caranguejo a pegava pelo pé e arrastava-a para o fundo.

Este exemplo é dado por Jung para diferenciar a sua abordagem da freudiana. Enquanto nesta última o caranguejo seria visto como a mãe, a amiga (e talvez até logo mais como o terapeuta), que impedem a paciente, na sua fantasia, de se desenvolver e alcançar seus objetivos, na análise junguiana o caranguejo é a própria expressão do complexo materno. O sonho mostra como a paciente lida com seu complexo. Ela o utiliza para se "afogar", "ir para o fundo", "ir para baixo", em vez de seguir seu caminho.

Se o paciente sonhar, a análise desses elementos poderá ajudar em parte a romper a barreira entre a terceira e a quarta funções, pois porá em evidência a maneira pela qual lida com os seus complexos e como se impede de desenvolver plenamente sua individualidade. Além do mais, símbolos do inconsciente coletivo presentes nos sonhos poderão ser também de auxílio.

O sonho poderá inclusive apontar diretamente para a função negligenciada e "sugerir" o seu uso, como mostra Meira Penna (1983), analisando três sonhos de Descartes. Os três apontam para a função sentimento, que deveria ser desenvolvida com vistas ao equilíbrio da personalidade e da vida do filósofo. Segundo Penna, não tendo ele "dado ouvidos" aos sonhos, a sua vida se tornou a mais triste e insignificante possível.

Von Franz (1971) relata, como já dissemos, o sonho de um paciente em que a sensação negligenciada aparecia sob a forma de um vagabundo maltrapilho, exigindo atenção.

Mas se o paciente porventura não se lembrar de seus sonhos, temos, ainda, um recurso potente, que é a amplificação do material trazido à sessão através dos mitos.

Como salientam Gad (1986), Kast (1986 a e b), Solié (1986) e muitos outros, os mitos constituem modelos a serem seguidos, entendidos, modificados ou até evitados, segundo Gad.

Gad apresenta a figura mitológica de Hefestos (Vulcano), o deus manco, como um novo modelo de masculinidade. Tal modelo representaria o reconhecimento dos efeitos devastadores, no psiquismo masculino, de interações traumáticas tanto com o pai como com a mãe. O mito sugere, segundo o autor, um processo gradativo de transformação necessário para superar e tolerar a mutilação decorrente da rejeição dos pais, processo este que se daria criativamente através de atividades profissionais e relações de intimidade, em substituição aos mecanismos de defesa.

Por outro lado, o autor mostra que a análise da sombra de certos deuses gregos pode ser útil para identificar e evitar padrões destrutivos de relacionamento.

Kast (1986a) interpreta a figura mitológica de Sísifo como sendo o protótipo do homem de 40 anos, para quem a possibilidade de repisar e repisar sem progresso algum coloca a questão da esperança *versus* desesperança. Sísifo seria a imagem arquetípica de um homem que luta em vão, mas com persistência.

Em outro trabalho, Kast (1986b) nos mostra o uso de contos de fadas para a elaboração de um novo plano de vida, à semelhança de procedimentos que descrevemos na mesma época, mas que foram publicados algum tempo depois (Caracushansky e Giampietro, 1987).

Na abordagem de que trata esta obra, os mitos representam modelos de operacionalização das funções psíquicas e os contos de fadas podem sugerir estratégias de como utilizá-las, vencendo ainda a repulsa que a maioria dos pacientes têm em relação à deficiência de sua última função, bem como a barreira à mesma.

Porém, ainda que bem claro e definido nosso método, não podemos deixar de levar em conta a relação terapeuta-paciente.

Estamos cientes que a individuação ocorre em meio às interações terapeuta-paciente, como assinala Jung em sua *Psicologia da Transferência*, nas quais terão um peso significativo também as reações contratransferenciais e a capacidade do terapeuta de veiculá-las eficientemente ao paciente (Maffei, 1986).

Na integração e/ou reintegração de funções, defrontamo-nos com o que Ledermann (1986) chama de defesas do *self*, bem como com aspectos da personalidade indiferenciados e, ainda, com conteúdos inconscientes (do inconsciente pessoal e coletivo) tanto favoráveis como desfavoráveis à individuação.

Esses se apresentam com mais intensidade quando núcleos de resistência se opõem ao tratamento ao tentarmos atingir a quarta função. As primeiras três às vezes aparecem uma a uma num simples diálogo.

É para atingir a quarta função que se torna, em geral, imprescindível o uso de material onírico e da fantasia ativa com técnicas semelhantes às mencionadas por Beyme (1985) e Mattoon (1986). Na série de sonhos são buscados os símbolos que se repetem com mais freqüência (Kast, 1986), e a fantasia ativa pode ser exercida inclusive nos intervalos entre uma sessão e outra, como mostra Mindell (1985). Mas como, a não ser nos pacientes intuitivos, os sonhos arquetípicos se manifestam com pouca freqüência, para utilizarmos tais conteúdos em benefício dos pacientes, muitas vezes devemos lançar mão de mitos e contos de fadas, com o intuito de facilitar o aparecimento da quarta função.

A seguir, procuraremos mostrar como se operacionaliza este modelo.

Na primeira entrevista, várias medidas e precauções são necessárias para estabelecer corretamente o foco sobre as funções psíquicas. A seguir começa a se observar o que o paciente espera do vínculo com o terapeuta, o que aliás está em relação direta com a função psíquica dominante. Nesta abordagem, o terapeuta responde complementarmente à expectativa do paciente, o que não reforça uma posição definida e estereotipada mas, muito pelo contrário, faz o paciente se sentir à vontade, ganhar confiança e assim, com a cooperação do terapeuta sentido predominantemente como "bom", animar-se a efetuar de fato mudanças psicológicas.

Toda esta abordagem terapêutica requer a utilização de um leque de técnicas, das quais pretendemos descrever algumas, ainda que sucintamente.

Resumo

Apresentamos nesta aula como funciona a terapia mais breve possível, dentro de uma perspectiva global.

PARTE IV
UM MODELO INTEGRADO PARA A TERAPIA MAIS BREVE POSSÍVEL

Aula XIV
A PRIMEIRA ENTREVISTA EM PSICOTERAPIA

O que diz Trinca (1983) da entrevista clínica ligada ao psicodiagnóstico se aplica à primeira entrevista em psicoterapia. Ela traz a dupla qualidade de ser ciência e arte. Como ciência ela tem um método específico, como arte ela depende de criatividade do profissional. A integração do método e da criatividade possibilitaria o máximo de eficiência.

O que se observa na literatura é uma certa dicotomia. De um lado psicanalistas — e alguns autores de inspiração psicanalítica — acreditam na eficácia de um mínimo de estruturação possível, admitindo a possibilidade de iniciar o tratamento já na primeira entrevista e, desta forma, ela praticamente não se diferenciaria das demais (com exceção de que nela o terapeuta daria breves informações sobre honorários, férias e faltas). Dentre esses, alguns autores acreditam que o processo intuitivo que atua intensamente no estado de "atenção flutuante" possibilitaria já na primeira entrevista captar elementos do paciente que ajudariam a conduzir o processo terapêutico. Outros preconizam uma neutralidade total, para que o pensamento do terapeuta fique totalmente voltado para o encadeamento dos conteúdos apresentados pelo paciente.

Toda uma outra corrente, porém, como a de Wolberg, insiste na estruturação da primeira entrevista, preconizando métodos bem definidos. Os autores que trabalham na assim chamada terapia breve acham que os maiores esforços devem concentrar-se na primeira entrevista.

Segundo Trinca (1983), é necessário conciliar a técnica da entrevista, ou seja, os procedimentos estruturados, com a arte de observar e acompanhar o que se passa (ouvir, ver, sentir, etc.). Não havendo essa integração, o papel, as atitudes e as funções de entrevistador e de entrevistado tendem à unilateralidade, ora em direção à rigidez e à esterilidade, ora em direção à desestruturação do processo e à perda das finalidades.

Encarando a primeira entrevista sob um prisma parcialmente estruturado, ela passa a ter objetivos específicos e métodos específicos para alcançar cada um desses objetivos.

Esses objetivos seriam, em síntese: estabelecer um relacionamento, adquirir uma noção global da problemática, definir o foco, colher dados relevantes, optar ou não pela admissão do paciente, dar as informações necessárias evitando que expectativas errôneas venham a pertubar o andamento da psicoterapia, estruturar o processo terapêutico.

1. Estabelecendo o relacionamento

O relacionamento pode ser estabelecido mediante várias formas: desde o procedimento previamente estruturado (leia-se em Wolberg, 1967) até o acolhimento irrestrito de tudo o que for manifestado pelo paciente.

Há uma relação inversa entre estruturação e acolhimento. Quanto mais se estrutura, mais se reduz o espaço de acolhimento como podemos ver no Gráfico 1.

A maioria dos terapeutas não atua nos extremos, situando-se em algum ponto intermediário.

Na primeira entrevista, o relacionamento se estabelece *a)* através do primeiro contato; *b)* no decorrer da entrevista.

A) *Ao primeiro contato*

Vamos dar a idéia de duas posturas extremadas, ao primeiro contato, para que o terapeuta-leitor possa definir a sua própria posição, intermediária, entre ambas.

Wolberg preconiza umas tantas normas para o estabelecimento do primeiro contato com o paciente: sorriso nos lábios, ar amigável, pronta disponibilidade para atender. Para justificar estas normas gene-

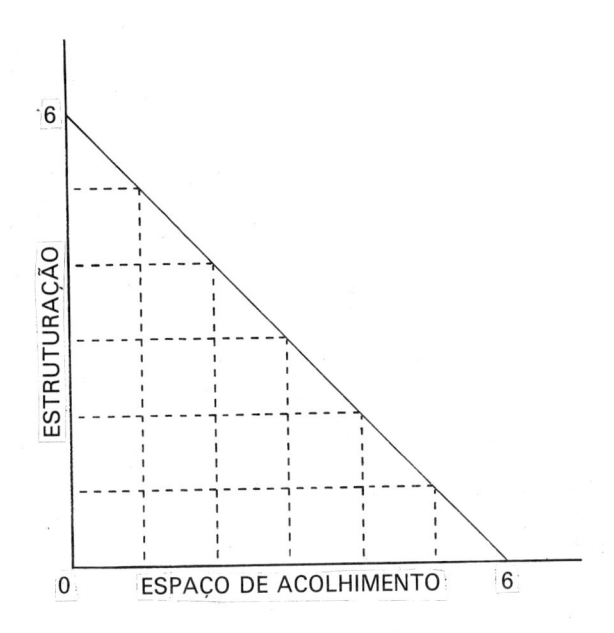

Estruturação × *"Espaço de Acolhimento"*

ralizadas parte dos seguintes pressupostos: é sempre difícil ao paciente abrir mão do seu orgulho para buscar ajuda; a situação terapêutica é *a priori* invariavelmente ameaçadora. A ameaça estaria não só no que o paciente poderia vir a descobrir a respeito de si mesmo, mas também no temor da eventual falta de eficiência ou de escrúpulos por parte do terapeuta.

Hoje sabemos que nem todos os pacientes se posicionam desta forma perante a terapia. A exceção seria provavelmente mais freqüente do que a regra. Há, por exemplo, os chamados pacientes "profissionais", que vêm ao terapeuta com um certo desdém, deixando entrever, atrás de uma falsa cortesia, um "cure-me se for capaz". Há as mulheres mimadas por suas mães, desajustadas na vida conjugal, que vêm ao consultório na certeza de encontrar no(a) terapeuta a mãe protetora. Há os paranóides receosos até de um sorriso ou um aperto de mão. Enfim, não há como o terapeuta ter uma linha de conduta única no primeiro contato que seja funcional em todos os casos, ou na grande variedade de situações com que poderá se defrontar.

A abordagem de Wolberg parece situar-se num extremo. Em oposição, ou outro extremo, está o uso exclusivo da função intuitiva.

É nossa experiência que, se o permitirmos, o paciente nos despertará imagens logo ao primeiro contato. E se permitirmos mais, ele nos despertará imagens diretamente ligadas à sua pessoa, de certa forma esclarecedoras de sua essência e de seu funcionamento. Elas constituem a primeira impressão a respeito de uma pessoa, impressão esta que não se pode justificar mediante a lógica, mas que às vezes se tenta justificar culturalmente (ex.: percebi que ele é carioca por causa do seu sotaque). No entanto, esta impressão invariavelmente acaba por revelar-se acertada.

Nossa resposta espontânea a uma imagem intuitiva será complementar e harmônica àquilo que estiver emanando do paciente.

É claro que tal procedimento requer um treinamento prévio, um autoconhecimento e um adestramento do ego para a psicoterapia por parte do terapeuta, sem o que ele poderá substituir, sem dar-se conta, o processo de captação das imagens intuitivas por um punhado de projeções defensivas.

Para dar um exemplo do funcionamento das imagens intuitivas em psicoterapia, tive a oportunidade de descrever num trabalho (1989) como captei, a nível intuitivo, num paciente confortavelmente instalado em sua poltrona e com os pés repousando sobre um banquinho, a sua imagem interior de "Homem Enforcado" do baralho de tarô. Esta de fato correspondia à sua realidade psíquica e tornou-se determinante da tônica de um tratamento bem-sucedido dali para a frente.

É nosso entender que, dependendo das características pessoais do terapeuta (dos seus canais de comunicação mais aguçados), ele poderá captar melhor as imagens na presença do paciente, ou poderá captá-los preferivelmente num mero contato telefônico. No primeiro caso é ideal que o contato telefônico para marcar a primeira consulta seja feito pela atendente.

A utilização da função intuitiva para agir no primeiro contato com o cliente se opõe à idéia de uma atitude pré-programada como proposta por Wolberg. Ambas estão em dois pontos extremos de uma escala.

Ao optar por um ponto intermediário, é preciso levar em conta que, já no primeiro contato, e mesmo antes dele, os arquétipos atuam com intensidade na dinâmica do psiquismo do paciente, entendendo-se por arquétipos, no caso, as imagens que este tem de si próprio e do terapeuta, de acordo com modelos universais e eternamente operantes. Como assinala Perry (1976) é necessário permitir ao arquétipo que se realize o seu trabalho, ou seja, que a imagem que o indivíduo tem de si mesmo e do Objeto (o terapeuta) se potencialize em psicoterapia para depois ser dissolvida e recriada em bases mais favoráveis. Uma atitude estereotipada ao primeiro contato estaria se opondo ao funcionamento arquetípico em vez de favorecê-lo e utilizá-lo em benefício da psicoterapia.

Há, porém, autores que acreditam ser conveniente evitar ativamente o trabalho com aspectos mais profundos da personalidade logo na primeira entrevista. Há mesmo quem proponha técnicas de evitação seletiva, com o objetivo de evitar ativamente todo e qualquer esforço para resolver problemas mais profundos logo de início. Dentro desta perspectiva, em vez de recorrer à intuição e às suas imagens, ou colocar um sorriso preestabelecido nos lábios, o terapeuta faria melhor em ser o mais neutro e formal possível ao primeiro contato, embora com o nível de gentileza indispensável às regras da boa educação.

B) *No decorrer da entrevista*

No decorrer da entrevista há que lidar com o que Wolberg chama de resistências. Segundo o autor, o paciente diz algo como "Bem, doutor, eu pensava que o senhor fosse mais velho... Será que eu não precisaria de uma terapeuta mais experiente?" O terapeuta responde: "É provável. Mas sugiro que me conte antes seu problema, para que então possamos decidir sobre isto". Seja qual for o tipo de objeção do paciente, o terapeuta dará a mesma resposta. Outro tipo da chamada resistência seria o paciente não se comunicar. O terapeuta perguntaria então: "O que o traz aqui?", "Em que posso ser-lhe útil?", "Qual considera ser o seu maior problema?".

Trata-se novamente de um procedimento estruturado, mas cujas eventuais conseqüências negativas, ou reforçadoras de defesas desestruturantes, seriam mínimas se é que existissem. É aceitável, por conseguinte.

Note-se que falamos em defesas desestruturantes. Estamos pressupondo a existência de defesas estruturantes da personalidade que possibilitam o equilíbrio. No caso das terapias só de sintomas seria válido preservá-las quando não reinstaurá-las. Small (1971) se refere a vários autores que, aceitando pacientes à beira de uma crise psicótica, ou em início de surto, tomam como norma, e às vezes até como objetivo de terapia, a restauração das defesas anteriores à crise ou surto.

Exemplo de defesa estruturante: o paciente vem encaminhado por outro profissional e diz: "Estou muito assustado... O dr. X diz que será preciso me internar... Ele acha que estou voltando a ficar louco...". O terapeuta responde: "Penso que você já está começando a ter uma pequena melhora, pois não me parece estar tão mal assim" e continua reforçando no paciente a idéia de que ele é capaz de melhorar e que todos os esforços serão feitos neste sentido pelo terapeuta e sua equipe. O terapeuta está pois "colocando" no paciente uma defesa estruturante da personalidade, na medida em que, desta forma, pode despertar nele grande empenho em evitar a desestruturação psicótica, bem como a crença de que isto é possível, o que, aliado à medicação, pode ser eficaz.

Exemplo de defesa desestruturante: o paciente diz: "Estou assustado... O dr. X diz que será preciso me internar... Ele acha que estou voltando a ficar louco..." O terapeuta responde: "Louco é ele que está querendo te internar". O terapeuta neste caso está ajudando a manter defesas tais como negação da realidade e projeção que só poderão precipitar o surto, defesas desestruturantes no caso.

Intervenções ainda que pré-programadas, em benefício do relacionamento, na primeira entrevista, só serão desaconselhadas se estiverem fadadas a manter, reforçar, instaurar ou precipitar defesas desestruturantes.

2. Adquirindo noção da problemática

Na abordagem de que trata esta obra, o terapeuta procurará se inteirar de um ou mais dos seguintes itens:

a) hierarquia das funções;

b) "fomes" ou impulsos mais e menos gratificados;

c) fomes (ou impulsos) reprimidas e o contexto de relações Objetais em que a repressão se dá e como tudo isto se relaciona com as queixas apresentadas e com a vida atual do paciente.

O nosso procedimento pessoal na primeira entrevista em psicoterapia é o mais neutro possível. A tendência, na maioria dos casos, é manter-nos em silêncio esperando o que vem do paciente. Se este não toma iniciativa alguma, podemos formular uma pergunta totalmente neutra, como, por exemplo: "E então?", ou, em último caso "O que o traz aqui?". Evitamos expressões tais como "Em que posso ajudá-lo?" ou "Qual o seu problema?" Não sabemos qual a carga afetiva que tais expressões terão para o paciente. Por exemplo, no caso de um paciente que sempre foi aquele que "precisou" de ajuda, desde a professora para acompanhar as aulas escolares até o irmão para se aproximar das garotas, a simples pergunta "Em que posso ajudá-lo?" pode fazê-lo ver a terapia como uma situação excessivamente familiar, na qual desempenharia o seu papel de sempre, o do ajudado. E este papel pode estar afeito a uma *persona* falsa e estereotipada, da qual é de se esperar que se despoje no decorrer da psicoterapia.

O ideal é que não sinta, neste caso em particular, a psicoterapia como uma situação de ajuda, mas como um "espaço para pensar" ou

como uma oportunidade de "trocar idéias com um especialista", etc.
Por outro lado, a palavra *problema* pode também acarretar umas tantas dificuldades no decorrer da terapia. Para um paciente que acha que só o negativo importa, só a crítica vale, só as dificuldades merecem ser abordadas seriamente, se já iniciarmos perguntando-lhe a respeito de seus problemas, estaremos confirmando a sua crença e incentivando-o a se calar quando "sem problemas", ou a inventar problemas, ou a nunca estar bem para sempre ter um problema para trazer ao terapeuta. Não será fácil no decurso da terapia modificar esta impressão inicial.

Ademais, quanto mais neutro o terapeuta, mais ele possibilita, como já dissemos, a franca entrada em sessão das imagens arquetípicas. Um exemplo apenas: fui certa ocasião procurada por um jovem porque não conseguia um mínimo de empatia ou afinidade com as mulheres. Um médico lhe recomendou que procurasse uma terapeuta do sexo feminino.

Todo o seu universo psíquico era uma idealização de perfeição, onipotência, onisciência e onipresença. As coisas falhas, erradas, humanas, arbitrárias eram projetadas e deslocadas para outras pessoas.

Diante de nosso silêncio e neutralidade, o paciente não encontrou como "deslocar" sobre nós essas fraquezas todas, mas — muito pelo contrário — incluiu-nos em seu universo de perfeição. Ao fim da primeira sessão, disse o quanto havia gostado de estar conosco, e disse que parecíamos a Virgem Santíssima.

Mais tarde, nos demos conta que este paciente vivia, em sua realidade psíquica, o mito da Divina Trindade. Como mostrou Jung, à Divina Trindade deveria ser integrado ao Homem e, desta forma, teríamos uma estrutura quaternária muito real, de auxílio para o ser humano, em vez de uma estrutura idealizada e desvinculada de uma realidade humana, incapaz de servir de modelo ao Homem. No entanto, no caso específico deste paciente, antes de mais nada, na sua interna Divina Trindade, ele precisava incluir a mulher, a Virgem Santíssima. Este seria o primeiro movimento de "cura", para depois ele humanizar seu quadro de referência. Começamos a trabalhar com isto.

Acreditamos que se não fosse nossa neutralidade na primeira sessão, a projeção jamais se teria formado. Tendo ela se formado, na sessão seguinte pudemos voltar ao tema, dizendo que achamos curiosa a expressão "Virgem Santíssima", o que produziu uma série de associações e abriu uma porta para a sua realidade interna.

Entretanto, na supervisão de terapeutas menos experimentados, alguns com pouca análise pessoal, sugerimos procedimentos um pouco mais estruturados.

Sugerimos, um tipo de "roteiro" de perguntas, mais ou menos neutras, que vão levar, em primeiro lugar, à localização da função inferior. "O que o traz aqui?" (Resposta mais freqüente: queixa principal.) "Desde quando isto ocorre?", "Como foi que começou?" (Resposta: fator precipitante.) "Descreva melhor como foi essa situação... Já passou por situações similares?" (Resposta: padrão de repetição.) Não importa o quanto se possa colher dessas primeiras perguntas. Elas servem mais para um primeiro *rapport*, para ser possível, logo em seguida, encontrar um ponto que permita colocar questões relativas à função psíquica inferior. Essas são: "O que você adia sempre?", "O que você mais detesta fazer?", "Quais são as críticas que mais o atingem?", "Qual é a relação de tudo isto com a queixa que você me relatou de início e com as situações negativas da vida que me contou?".

Nos mostra Von Franz (1971) que as pessoas detestam trabalhar com a sua função inferior, por isso demoram a começar a fazê-lo, procurando adiar sempre, e que se sentem muito vulneráveis sempre que esta é atingida por uma crítica. É como se ela fosse o ponto fraco que deve ser disfarçado e nunca mencionado por ninguém.

3. Colhendo dados suplementares

Alguns dados serão colhidos da maneira pela qual o indivíduo se expressa e outros pelo que ele nos comunica.

Do ponto de vista do conteúdo, torna-se importante pesquisar as situações de fracasso vividas pelo paciente. Haverá certamente aspectos em comum entre a maioria delas. Em quase todas elas — com exceção das situações que estavam de todo fora do seu controle — ele deve ter falhado no momento em que algo específico era dele esperado e em relação ao qual estava inibido. Alguns pacientes não diriam "fiquei inibido", mas "não estava preparado para...", ou "não queria me sujeitar a...", ou "tinha medo...", ou "não me parecia ético...", o que, na maioria das vezes, vem a dar no mesmo.

Por exemplo: há indivíduos que falham sempre que é deles esperada a sensualidade (repressão da fome de sexo), ou organização e pontualidade (repressão da fome de estruturação), ou submissão (repressão da fome de ser liderado), etc. Em geral o padrão correspondente de relações Objetais acha-se também danificado e a função psíquica correspondente descuidada. É necessário dirigir as perguntas no sentido de constatar em que medida isto de fato ocorre.

Imaginemos uma paciente que reprimiu basicamente a fome de sexo. Sabemos que essa fome opera dinamicamente com mais intensidade, e organiza a personalidade, durante o "início de reaproximação", que é quando também a criança aprende a competir e a cooperar. É também quando ela se torna capaz de manifestar raiva quando seus objetivos são frustrados. As perguntas seriam dirigidas para verificar: 1) até que ponto ela coopera com o marido; 2) até que ponto é capaz de competir com o marido quando ambos querem coisas diferentes e o que ela quer é para ela importante: a maneira como compete é funcional ou não? Chega nos resultados desejados? Paga um preço muito alto por isto?; 3) até que ponto é capaz de competir com e ganhar de outras mulheres para preservar a relação conjugal, se é que deseja manter esta relação?; 4) até que ponto é capaz de mostrar uma raiva autêntica e funcional? Os elementos obtidos a partir destas perguntas servirão para mais tarde ampliar o foco. Este tipo de investigação raramente é possível logo na primeira entrevista.

Mas a postura terapêutica e o método serão decididos a partir da função mais diferenciada do paciente. Para pesquisá-la é mais importante prestar atenção à forma do que ao conteúdo.

Por exemplo, ao relatar um acidente de automóvel, o paciente o relatará diferentemente na dependência de sua função mais diferenciada. Se esta for a percepção, ele estará empenhado em relatar os fatos. A pessoa voltada predominantemente para o sentimento (se extrovertido) falará na raiva que sentiu do responsável ou (se introvertido) na culpa e lamentará a perda sofrida. Se partir da função pensamento, estará concentrada na relação causa-efeito, procurando apresentar vários pontos de vista a respeito do sucedido. A intuição, se extrovertida, enfatizará a preocupação com possibilidades futuras, dizendo, por exemplo: "depois disto, vendi meu carro, achei que este modelo não tem o breque bom... ou, para mim, ele ficou marcado, fiquei cismada que poderia acontecer de novo...". E, se introvertida, a frase característica seria: "fiquei com essa imagem gravada na cabeça".

Não é suficiente, contudo, atentar para um único relato do paciente. É preciso observar que função ele utiliza na maioria dos relatos, bem como perguntar-lhe o que faz com mais freqüência (Von Franz, 1971). Na função perceptiva o indivíduo presta atenção ao que acontece, entra em contato com a natureza, preocupa-se com o próprio corpo, vai a museus, fotografa, e ocupa os seus cinco sentidos. No sentimento ele faz obras de caridade, vai a concertos e a teatros, pratica a religião, dedica-se à família, exerce a liderança sem precisar para isto de cargos estatutários. No pensamento ele lê, escreve trabalhos científicos, pesquisa, desvenda charadas, soluciona problemas, cria teorias, reflete a respeito dos fatos, preocupa-se com a funcionalidade dos julgamentos morais, etc. Na intuição ele cria, traz alegria e felicidade para as pessoas, manipula os outros, ao mesmo tempo que os estimula e os encoraja, faz o que os outros querem, imagina, fantasia, sonha, dá atenção aos seus próprios sonhos, tem premonições, tem imagens em sua mente que não sabe de onde provêm (suspeita-se, às vezes, de fenômenos eidéticos, mas isto não pode ser comprovado), capta o pensamento dos outros, é centro de atenções, aparece.

É a freqüência do que ele faz e a freqüência com que relata os acontecimentos de uma dada forma, que possibilitam diagnosticar a sua função dominante.

4. Definindo o foco

Se focalizarmos o tratamento sobre as funções psíquicas, acabaremos por tratar, através das mesmas, fixações e desvios em determinadas etapas do desenvolvimento, a resolução do complexo de Édipo e a produzir a liberação das fomes psicológicas reprimidas, bem como a modificação das relações objetais perturbadoras.

A partir da função psíquica, poderemos inferir qual a fome psicológica reprimida, mas convém não se ater meramente a esta inferência (produto de uma correlação entre fomes e funções não suficientemente comprovada), mas constatar, de várias formas, se ela é válida. Tão logo seja confirmada, a libertação e gratificação desta fome pode ser acrescida ao contrato terapêutico, o que, só muito raramente, ocorre já na primeira entrevista. Mas, se ocorrer, então teremos uma hipótese também em relação à fase de desenvolvimento mutilada. Mas, mesmo assim, não saberemos ainda o que significou efetivamente tal mutilação e como ela estaria operando no contexto da personalidade. Entretanto, ainda que sem dispor destes dados, muitas feridas serão cicatrizadas e os recursos desta fase gradativamente readquiridos, à medida que estivermos trabalhando com as funções psíquicas.

Para definir o foco, de início fazemos mentalmente um diagnóstico da hierarquia das funções que possa explicar de alguma forma as queixas apresentadas. Ex.: o paciente, em virtude da superioridade de sua função pensamento, ambiciona a uma projeção intelectual de envergadura, para a qual, em tese, teria capacidade. No entanto, em virtude da inferioridade de sua sensação extrovertida, e também do sentimento, foge dos relacionamentos que poderiam ajudá-lo a alcançar suas ambições, ou então atua de forma desastrada nas relações interpessoais. Por esta razão não consegue, nem de longe, atingir suas aspirações e a frustração decorrente se transforma numa tendência a comer em excesso e em conseqüente obesidade, sintomas esses que o trazem à psicoterapia. Tal explicação poderia ser entendida como uma interpretação apenas inicial (mas fundamental) da queixa apresentada, à qual o terapeuta deve chegar já na primeira entrevista, podendo então veiculá-la paulatinamente ao paciente. Quando este a tiver entendido, é o momento de lhe sugerir que esta se transforme em foco de sua terapia. Isto significa que o tratamento será voltado para a diferenciação da sensação e do sentimento, aliada a um pequeno sacrifício do pensamento, uma vez que parte da energia nele investida será distribuída às funções inferiores, o que deverá resultar na concretização de suas aspirações e, estas por sua vez, na redução da ânsia de comer.

Só se poderá iniciar a psicoterapia propriamente dita depois que houver concordância quanto aos seus objetivos e plano, entre terapeuta e paciente. Todavia, o problema, após definido na forma aqui ilustrada, pode e deve ser revisto, avaliado e reavaliado (Kaffman, 1963).

5. Optando pelo paciente

Segundo Wolberg o terapeuta deve estar preparado para atender à grande maioria dos pacientes.

Os avanços mais recentes em psicoterapia mostram que a opção pelo paciente deve ser feita no caso de o terapeuta dispor dos recursos necessários — tanto no que diz respeito ao conhecimento técnico como no que se refere à disponibilidade interna — para o caso específico.

Wolberg adverte para o fato de que se o terapeuta não tem horário disponível e atende o paciente só para fins de encaminhamento deve informar-lhe isto logo de início, ao começar a entrevista, para evitar frustração posterior.

6. Deixando-se conhecer e informando

Segundo Wolberg a primeira entrevista é uma oportunidade para o paciente se inteirar de como é o terapeuta, formar uma impressão a respeito do mesmo. Trata-se não só de remover a barreira do desconhecido como também de o paciente ter a possibilidade de optar ou não pelo terapeuta.

O autor acrescenta que a primeira entrevista é uma oportunidade *para o terapeuta explicar ao paciente o funcionamento da terapia*.

Do ponto de vista psicodinâmico tal colocação é *discutível*. Ao proceder desta forma o terapeuta poderá ajudar o paciente a sofisticar sua resistência ao tratamento. Isto porque, na realidade, as reações espontâneas do paciente ao tratamento, não selecionadas por conhecimento prévio da situação, poderão constituir excelente material de análise e entendimento do paciente. Uma verdadeira via de acesso ao funcionamento do seu psiquismo. É o mesmo que expor um Sujeito a um teste de estímulos inestruturados. O Sujeito projetará sobre ele muito mais características pessoais e essenciais do que sobre um material estruturado.

Já Wolberg pensa de forma oposta. Acredita que idéias erradas a respeito da terapia poderão aumentar a resistência. É claro que isto depende do que se entenda por resistência.

Entendemos que o paciente está em resistência quando se defende neuroticamente de uma compreensão interna. As idéias errôneas a respeito do terapeuta são fruto de uma identificação projetiva, muitas vezes, que — uma vez detectada — abre comportas para a compreensão interna.

A escolha se esclarecer ou não o paciente — ou o quanto esclarecer — deverá depender do nível de profundidade que se queira atingir e do preparo do terapeuta para trabalhar em tal nível.

7. Estruturando a terapia

Wolberg fala de vários aspectos da estruturação do processo terapêutico. Já Cox (1978), em material mais recente, fala da importância da estruturação da terapia, basicamente no tocante a três aspectos: *a)* tempo; *b)* iniciativa mútua; *c)* grau de profundidade.

A) *Tempo*

A estruturação do tempo em psicoterapia significa, antes de mais nada, optar pelo número de sessões mensais que se fará com aquele paciente e pela duração das mesmas. Nas terapias profundas as sessões variam de duas a quatro vezes por semana e o tempo de atendimento é de 45 a 60 minutos. O tempo de atendimento é definido em geral em função da conveniência e do tipo de produtividade do terapeuta. Se com ele a parte inicial da sessão é mais produtiva e depois os temas tendem a se alongar desnecessariamente, a sessão será mais curta. Se ele demora mais para se inteirar do material do paciente e a sessão ganha no seu decurso, a sessão é mais longa. O número de sessões será definido em parte em função da possibilidade econômica do paciente, e em parte em função de suas características pessoais. Pacientes com tendências depressivas acentuadas devem ter um maior número de sessões.

Nas terapias breves a duração das sessões será de no mínimo 15 minutos e no máximo de 45, e a freqüência em geral de uma vez por semana a uma vez cada quinze dias, embora haja terapeutas que em certas situações, principalmente com pacientes em iminência de internação, fazem sessões com a freqüência que se revelar necessária. Em Small podemos encontrar as justificativas para as várias modalidades e opções. Na terapia mais breve possível é necessária, em geral, pelo menos uma sessão por semana.

A estruturação do tempo refere-se também à estruturação do *timing*. A definição mais certa de *timing* seria "o momento oportuno da intervenção".

Num primeiro momento parece um paradoxo estruturar o *timing*, pois este seria uma decorrência natural do processo, seria um resultado do momento. Entretanto, encarando-se a questão com mais profundidade, observa-se que cada terapeuta tem um *timing* próprio. Hoje em dia, acredita-se que este *timing* pode ser, em linhas gerais, ajustado ao ritmo do paciente.

O falecido psicanalista Mario Yahn contava uma piada, contrastando o *timing* dos psicanalistas freudianos e dos kleinianos. O fecho da anedota era que o analista freudiano depois de ter morrido havia atendido mais uns tantos pacientes que sequer se deram conta do seu falecimento, pois o seu *timing* era tão lento que eventualmente poderia não haver intervenção alguma durante toda uma sessão. Enquanto isto, havia falecido um paciente de um analista kleiniano, no seu divã, bombardeado por uma avalanche de interpretações. O analista continuou interpretando a sua morte...

Havia, evidentemente, uma diferença de *timing* entre o analista kleiniano e freudiano.

Encarando a estruturação do *timing* dentro deste enfoque, ela fica no limiar entre a estruturação do tempo e da iniciativa mútua.

B) *Iniciativa mútua*

Na primeira entrevista, se o paciente fala muito e com espontaneidade, o terapeuta pode se limitar a apoiá-lo e diminuir o seu próprio grau de iniciativa. Se, pelo contrário, o paciente está manifestamente preocupado do ponto de vista emocional, se tem dificuldade em se expressar, o terapeuta deve aumentar sua própria iniciativa em detrimento da iniciativa do paciente.

Além de optar pela maior ou menor iniciativa durante a sessão, o terapeuta já deverá definir o grau de atividade que irá assumir, em princípio, no caso.

O termo *atividade* é aqui entendido no sentido que lhe atribui Small, ou seja, a participação ativa do terapeuta tem um objetivo imediato, em oposição a um comportamento relativamente neutro que é característico em geral do psicanalista.

A atividade do terapeuta é vista por Baum e Felzer (1964) como um compromisso flexível e significativo na entrevista inicial, a fim de estabelecer uma relação terapêutica. Deve incluir uma discussão franca a respeito das expectativas dos pacientes.

A atividade do terapeuta pode também voltar-se para a pesquisa dos estilos de sucesso e de fracasso do paciente já na primeira entrevista, deixando o paciente desde o início esclarecido a respeito de seus "caminhos" e "descaminhos", o que poderá servir também como referencial para avaliar o material trazido pelo paciente nas sessões futuras. O terapeuta pode ainda, ativamente, investigar os primeiros sinais de desequilíbrio do paciente e os estímulos externos que levam à produção desses sinais a fim de que ele possa se precaver de uma iminente piora.

A primeira entrevista é uma oportunidade para se definir o quanto de atividade será necessária com o paciente durante a terapia, embora no decorrer da mesma a situação possa ir se modificando e o terapeuta ir sendo levado gradativamente a diminuir a sua iniciativa em benefício do incremento da iniciativa do paciente.

C) *Nível de profundidade*

Há um nível de profundidade tolerável para o paciente como para o terapeuta no caso específico, o qual de preferência deve ficar aproximadamente definido para o terapeuta já na primeira entrevista. Segundo Cox este aspecto pode ou não ser discutido com o paciente.

8. Aspectos práticos

Como mostra Wolberg, recomenda-se concentrar os maiores esforços na primeira entrevista. Segundo o autor, um erro durante a mesma poderá ser mais fatal do que um erro no decorrer das entrevistas seguintes.

Certas dificuldades que surgem logo na primeira entrevista, se não forem manipuladas adequadamente pelo terapeuta, poderão reverter na não continuidade da terapia.

É preciso entender que já na primeira entrevista se estabelece aquilo que chamamos de "transferência", a qual já de início deve ser levada em consideração.

Wolberg fala que a motivação inadequada para a psicoterapia — como, por exemplo, fazer psicoterapia para aprender a espoliar o ambiente, ou para ser mais crítico e mais rígido se a pessoa já o é em excesso — é causadora de inúmeras dificuldades no processo terapêutico e por isto mesmo deve ser detectada logo na primeira entrevista e trabalhada.

Apesar de tudo, de um modo geral, os procedimentos terapêuticos propriamente ditos na primeira entrevista não são muito diferentes dos procedimentos nas demais. Há, todavia, que fazer menção à coleta de dados.

Os terapeutas mais experientes, principalmente se trabalham em profundidade, em geral não adotam fichas de evolução ou prontuários. Quando muito podem pedir à atendente que faça uma ficha com dados sumários tais como endereço, idade, estado civil, profissão e até queixa principal. Se o paciente interromper ou terminar o tratamento e voltar anos depois, o que foi importante do ponto de vista da psicodinâmica voltará à memória do terapeuta alguns momentos após a retomada do contato.

No caso de terapeutas principiantes, fichas de atualização ou prontuários podem ser importantes para auxiliar na avaliação da evolução, nas sessões de supervisão e no caso de eventual retorno. Este material é importante também quando se realiza um trabalho dentro de uma equipe. Vários tipos de modelos de fichas e prontuários podem ser encontrados na obra, citada, de Wolberg.

9. Comparando com a primeira entrevista em psicanálise

Na psicanálise a única diferença básica entre a primeira entrevista e as demais é que na primeira serão feitos certos acordos: a) quanto a dias e horários de atendimento; b) quanto a honorários; c) quanto a férias (em geral se o paciente tirar férias em período diferente do do terapeuta, ele deverá continuar pagando pelo seu horário, assim como se estivesse comparecendo; o terapeuta, porém, não cobra quando está de férias; d) quanto a faltas (embora faltando, o paciente deverá pagar por sua hora; alguns analistas admitem a reposição desde que se avise com muita antecedência).

Em geral o paciente chega ao analista triado e encaminhado, de modo que raras vezes se colocará a questão de aceitar o cliente ou não.

Ao contrário do que sugere Wolberg, tanto na primeira entrevista como nas demais, o terapeuta deve evitar revelar-se e/ou revelar o seu sistema de trabalho, deixando amplo espaço para a fantasia do paciente.

Desde a primeira entrevista é indicado adotar a atitude que se manterá no decorrer do tratamento, segundo Resende de Lima, a mais indicada para cada caso. Não se deve pretender avaliar a problemática do paciente logo na primeira sessão, mas pode fazer-se uma primeira estimativa das dificuldades que se irão apresentar.

Se o paciente tiver a necessidade de iniciar a análise de imediato e o analista dispuser de horário, pode-se começar a interpretar já na primeira sessão. Alguns analistas acham que não se deve interpretar transferencialmente na primeira sessão, outros já acham que muito do andamento da análise dependerá de uma boa interpretação transferencial já na primeira sessão.

Resumo

A primeira entrevista pode ser mais ou menos estruturada na dependência dos objetivos, das características pessoais, da formação e da experiência do terapeuta. A maioria dos profissionais fica em algum ponto intermediário entre procedimentos normativos estabelecidos e a total abertura.

É importante, na primeira entrevista, levar em conta os sintomas, os fatores precipitantes, as causas, o papel das relações Objetais e a função do sintoma.

Tendo-se formado um quadro geral da problemática parece importante estabelecer um primeiro objetivo de terapia e o método adequado. O método pode prever a inclusão de técnicas e intervenções não tipicamente psicanalíticas, desde que não colidam com os princípios teóricos e não sejam mutuamente exclusivas.

Aula XV
O VÍNCULO TERAPEUTA-PACIENTE

Na terapia mais breve possível, o vínculo é trabalhado diferentemente na dependência da função mais diferenciada do paciente. Este parece ser um ponto vital para a psicoterapia.

Lembro-me de uma paciente que atendi numa época em que eu ainda não estabelecia esse tipo de diferenciação, ou, digamos assim, de adaptação para cada caso.

Aquela paciente costumava relacionar-se com as pessoas principalmente em nível simbiótico (sensação introvertida). Não trabalhava fora, tinha empregadas, babás, motorista e governanta. O marido provia a tudo e, ainda, incumbia-se de tarefas fora de rotina, como lidar com o eletricista, fazer as compras quando recebiam visitas, levar a família ao médico e providenciar os remédios.

Ela sabia conseguir tudo isso do marido, mas mesmo assim sentia-se desvalorizada, inútil, insegura e "sem personalidade". Era o que a trazia ao tratamento psicoterápico.

Mas comigo também queria relacionar-se em nível simbiótico. Pedia orientação direta na educação dos filhos, queria conselhos mais ou menos óbvios e esperava constantes demonstrações de apoio de minha parte.

Percebendo que ela utilizava comigo um padrão de repetição, que apresentava-se como sintoma indesejável, eu procurava interpretar conteúdos latentes sob este padrão, obviamente negando as respostas que ela me solicitava. Percebi que a interpretação tinha para ela o sentido de rejeição e também isto interpretei. Ao cabo de três sessões, ela desistiu da psicoterapia.

Passados quinze anos, eu já trabalhando com a terapia mais breve possível, recebi um caso que poderia dizer-se idêntico àquele. Mas o meu posicionamento, dessa feita, foi diferente. Entendi que se tratava de uma perceptiva introvertida.

Como primeiro passo, decidi responder às suas necessidades simbióticas. Procurei estabelecer uma transferência positiva e utilizar o vínculo para incentivar determinados comportamentos que seriam indicados no caso desta paciente.

Sabemos das restrições que os analistas colocam a este tipo de procedimento, o qual, segundo Fenichel (1954) pode levar o paciente a sentir sua nova forma de agir meramente como um "bom comportamento" que lhe traz amor, proteção e participação por parte do médico "onipotente".

Fora dos círculos psicanalíticos, há também ressalvas a esse tipo de procedimento. Coleman (1960) alega que resultados conseguidos através da utlização do vínculo para induzir o paciente a fazer certas mudanças refletem uma onipotência terapêutica, muitas vezes são apenas fortuitamente benéficos e, por vezes, são até negativos. Mas, pondera Coleman, este procedimento não deixa de ter o seu valor, pois não é infreqüente ele efetuar modificações reais na vida do paciente. Isto fica especialmente claro no uso de medicamentos cuja prescrição por um psicoterapeuta "onipotente" pode conduzir a um efeito placebo, além de benefícios fisiológicos diretos passíveis de serem obtidos.

No caso em questão, ao mesmo tempo em que eu conseguia uma transferência positiva não me furtando totalmente a responder às suas perguntas e a mostrar meus sentimentos, eu a incentivava a tomar decisões por si e dava apoio quando conseguia tomá-las.

Com o decorrer da terapia, pude ajudá-la a desenvolver os recursos típicos do "treinamento propriamente dito" (Mahler *et al.*, 1965), fase esta que apresentava pouca repercussão no seu aparelho psíquico, o que deveria levar também à satisfação da sufocada fome de reconhecimento.

Com efeito, servi-me do bom vínculo comigo para estimulá-la a utilizar a função intuitiva em sua forma extrovertida e isto possibilitou a realização de certas tarefas típicas do "treinamento" (Mahler, 1975) que lhe trouxeram reconhecimento por parte dos outros. À medida que a ênfase nas relações simbióticas diminuiu, eu fui movendo-me gradativamente para uma linha mais interpretativa.

Este caso foi aqui incluído para demonstrar que o tratamento dado ao vínculo, na terapia mais breve possível, depende das características do paciente. Utilizamos técnicas específicas para cada nível de relações Objetais.

Todavia, como é mais difícil identificar o nível de relações Objetais logo de início do que a função psíquica dominante, acabamos fazendo o diagnóstico — que irá guiar nossa abordagem do vínculo — em termos da função psíquica, o que, por fim, virá a dar no mesmo.

As várias formas de trabalhar o vínculo na terapia mais breve possível, escolhidas na dependência do tipo psicológico do paciente, vão desde a mera interpretação da transferência até medidas extremamente suportivas.

Sobre a interpretação falaremos detalhadamente em capítulo mais adiante. Vejamos, agora, outras formas de abordagem do vínculo.

1. Manipulação da transferência

Levine, citado por Small (1971), sugere a manobra "um, dois", na qual o terapeuta se recusa a responder às defesas patológicas do paciente ou a seus esforços para intimidá-lo, possuí-lo e engoli-lo. Ele também se recusa a ser onipotente, a ser preterido, a sentir-se rejeitado ou a rejeitar. Em vez disso contrapõe manifestações de reações afetuosas à honestidade fundamental do paciente, demonstrando afeto e respeito por ele. Quando ocorre forte transferência positiva, Levine acredita que o terapeuta pode empregar com bastante sucesso as técnicas de orientação, quando necessárias.

Sifneos (1967) utiliza a manipulação da transferência para encorajar o paciente a empreender a solução dos problemas. Leva o paciente inicialmente a formular seus objetivos e depois a atingi-los. O momento apropriado para atingi-los é quando ocorre a transferência positiva sem que se tenha desenvolvido a neurose de transferência. Aliás, este é um intervalo de tempo bastante limitado e deve ser aproveitado.

Howard (1965) não permite que o paciente desenvolva um enfoque próprio dos seus problemas, incitando-o a adotar o da terapeuta. Consegue isto em virtude do vínculo estabelecido, ou seja, manipulando a transferência. O paciente deve escrever e assinar uma declaração sobre sua reação à terapia, o que, para Howard, mostra sua aceitação do enfoque do problema, tal com defendido pelo terapeuta.

Outras formas de manipular a transferência seriam: através da gratificação das necessidades (ex.: o paciente quer desesperadamente participar e pertencer; dizer-lhe então "eu quero você inteiro aqui" ou dar-lhe a chave do consultório para que ele possa entrar sem precisar tocar a campainha); utilização de um objeto, situação ou relato intermediário (relatar um mito em sessão que retrate o vínculo que ele deseja estabelecer com o terapeuta) através do deslocamento de seus sentimentos agressivos para outra pessoa ou situação. Não entramos no mérito deste tipo de procedimento, registramos apenas que existem, e que, em último caso, podem ser úteis com certos pacientes do tipo sensorial.

2. Evitação

Há correntes significativas em terapia que evitam ou negam a transferência. Edwin Polster, um dos principais representantes vivos da Gestalt-terapia de Perls, alega que a transferência é mais resistência do que recurso e como tal deve ser ignorada. Não fica esclarecido como funciona o vínculo, pois se não houver vínculo algum entre terapeuta e paciente duvidamos que o tratamento prossiga. Aliás, achamos impossível a inexistência total de vínculo em qualquer relacionamento humano. O que ocorre apenas é que ele não é trabalhado.

Segundo Rogers o tratamento só é possível se ele se fizer sem relação de transferência.

Em terapias breves, alguns poucos autores são a favor de se evitar o vínculo transferencial e manter apenas um vínculo superficial.

3. Apoio

Nas técnicas de apoio, o vínculo em geral é enfatizado, mas num sentido específico. Por exemplo, o apoio pode se caracterizar por uma oferta de disponibilidade (o terapeuta está acessível a qualquer hora do dia ou da noite por telefone) e, neste caso, o que se enfatiza é que o paciente não está só. Ou pode-se enfatizar a aceitação do paciente tal qual ele é, por exemplo, através de expressões de aprovação ou de identificação com os sentimentos, afirmativas ou comportamento franco do paciente.

Pode usar-se o vínculo para dar apoio às decisões construtivas de alguém. Certa ocasião recebi uma paciente que me contou o seguinte. Quando jovem conseguira uma bolsa de estudos na Inglaterra. Ao declarar aos pais que pretendia passar dois anos fora do país, causou sofrimento à sua mãe e irritação ao pai. Assim, decidiu abdicar da bolsa. Sua vizinha apoiava intensamente a viagem à Inglaterra, mas de nada adiantou. Sua mãe, preocupada com as idéias "avançadas" da filha, levou-a a um psicoterapeuta. Este, para a surpresa da mãe, apoiou a decisão da filha de viajar e esta imediatamente viajou. Por que o apoio da vizinha foi irrelevante e o do terapeuta eficaz? A explicação está na natureza do vínculo. O terapeuta tinha ascendência sobre ela, uma ascendência tal que "ganhava" até de seus próprios pais.

Small (1971) cita Rabkin, que desenvolveu medidas de apoio no sentido de ajudar pacientes incapazes de lidar com alguns aspectos da burocracia social, tais como seguros, auxílio médico. Algumas vezes o terapeuta deve deixar seu consultório para acompanhar o paciente e facilitar o processo burocrático, mostrando ao paciente que é possível locomover-se em meio a esta burocracia toda. O paciente observa e aprende, moldando sua conduta na do terapeuta. O aprendizado é reforçado pela discussão dos procedimentos depois das medidas empreendidas.

O apoio, numa situação em que o vínculo é muito forte, em que há confiança total por parte do paciente no terapeuta e este "ganha" dos seus pais tanto na realidade externa como na intrapsíquica, pode veicular a permissão para o paciente fazer alguma coisa que até então ele se proibia, como, por exemplo — no caso de uma paciente feminina — a permissão de ter um orgasmo com o próprio marido.

Mas há também terapeutas que utilizam o apoio, ou a terapia de apoio, para reforçar mecanismos de defesa, o que não tem muito a ver diretamente com o vínculo, que é tema desta aula, e por conseguinte não será discutido.

4. Controle

Em várias formas de terapia o vínculo se caracteriza por um comando do terapeuta sobre o paciente pelo exercício da autoridade. Esta abordagem aparece em diversos tópicos da literatura sobre psicoterapia com pacientes deprimidos e que tentaram suicídio. Em quase todos os casos, o terapeuta é aconselhado a adotar uma atitude autoritária, planejando os acontecimentos da vida do paciente. O comando é usado para manter a terapia focalizada em acontecimentos contemporâneos. Sifneos (*op. cit.*) recomenda que o terapeuta tome decisões pelo paciente, particularmente quando recorrer a técnicas de apoio.

Outros terapeutas propõem que o paciente seja solicitado a executar umas tantas tarefas, sendo-lhe ordenado comer o menos possível. Esse regime pretende ajudar o paciente a desviar a atenção de seus sentimentos depressivos para atividades específicas e, dessa forma, aliviar a tensão num nível concreto.

5. Utilização da dependência

A utilização da dependência envolve um misto de apoio e controle. Wolk (1967), por exemplo, acredita que a dependência pode ser usada vantajosamente como parte do tratamento de pacientes dos setores menos privilegiados. Esforça-se para ajudar o paciente a estabelecer um relacionamento "pai-filho" operacionalmente eficaz com o terapeuta. Ele acha que tais pessoas só freqüentarão as sessões com regularidade e pontualidade quando encararem o terapeuta como um substituto paterno, amigo, mas enérgico, capaz de fornecer a assistência de que o paciente necessita, e com bastante força para fazê-lo progredir. O terapeuta deve estar preparado para sair do âmbito do consultório e acompanhar o paciente na busca de um emprego, na ida a um departamento governamental, a um júri, ou mesmo auxiliar um jovem a explicar parte do seu comportamento aos pais, e servir como intermediário nas tarefas mais comuns da vida.

6. Visão psicanalítica

O vínculo no processo psicoterápico individual é uma conseqüência direta da transferência. É a manifestação da relação Objetal na vivência com o terapeuta.

É preciso entender, entretanto, que o vínculo não é estático. Ele se estabelece em função da relação Sujeito-Objeto que o paciente traz dentro de si, mas também em função de como ela se transforma durante o processo psicoterápico e de como responde a ela o terapeuta.

O paciente não tem consciência da etiologia desse vínculo. Vimos, em aulas anteriores, que ele não se lembra dos fatos que repete no processo de transferência. Ele mantém também fora da consciência alguns sentimentos atinentes a este vínculo: podem ser sentimentos eróticos, agressivos ou de dependência que o superego censura.

Nas técnicas de orientação psicanalítica, como mostra Racker, o vínculo ao mesmo tempo que decorre de, serve a um princípio básico: tornar consciente o inconsciente. Esta era a formulação de Freud em 1914. Em 1920 enfatizou um outro aspecto: a importância de permitir ao paciente "viver de novo certo episódio de sua vida esquecida, cuidando de conservar certa superioridade, mediante a qual a aparente realidade seja sempre reconhecida como reflexo de um passado esquecido. Obtido isto, está conseguida a convicção do enfermo e o êxito terapêutico que dela depende''.

QUADRO I
Relações entre as abordagens do vínculo a função mais diferenciada do paciente

Função Psíquica Mais Diferenciada	Forma de Abordar o Vínculo
Intuição Introvertida	Ignorar
Sensação Introvertida	Manipular
Sentimento Extrovertido	Comandar
Pensamento Extrovertido	Utilizar a dependência
Intuição Extrovertida	Apoiar
Sensação Extrovertida	Evitar
Sentimento Introvertido	Deixar vivenciar (com ou sem interpretação *a posteriori*)
Pensamento Introvertido	Interpretar

Observações:

1. Os procedimentos terapêuticos são complementares à posição do paciente. O intuitivo introvertido, como mostramos, funciona em relação ao mundo exterior e ao terapeuta com um certo grau de "autismo". Ele ignora o vínculo, portanto o mesmo faz o terapeuta, para poder propiciar uma transferência inicialmente positiva, que possibilitará condições de crescimento. O perceptivo introvertido manipula o terapeuta para ser por ele manipulado, no bom sentido, ele quer é "receber coisas". O sentimental extrovertido tudo o que quer é se amoldar ao Objeto e muitas vezes sofre de sentimentos depressivos e de tentativas de suicídio histeriformes, caso em que o comando seria particularmente útil. O reflexivo extrovertido deseja moldar-se ao Objeto, mas não aceita um posicionamento autoritário. O intuitivo extrovertido é instável e só virá à terapia se perceber nela, constantemente, novas possibilidades e perspectivas de futuro, impressão esta que pode advir das técnicas de apoio. O sentimental introvertido tem na psicoterapia a possibilidade única de experienciar o que mais deseja: uma vivência afetiva em que o Objeto atua da forma por ele previamente idealizada (ele sente assim porque o terapeuta estabelece um contato com o seu inconsciente; o que ele mais quer é ter essa vivência). O reflexivo introvertido, mais que tudo na

vida, ama o pensamento abstrato; portanto, fica deleitado com a interpretação.
2. Como já dissemos, a condição do paciente não é estática. No decorrer do tratamento diferentes funções psíquicas virão à tona e, com isto, a atuação do terapeuta em relação ao vínculo se modificará também.
3. Esta abordagem do vínculo pode, em nível teórico, ser vista como manipulativa no mau sentido, geradora de dependência, hipócrita e outras coisas mais. No entanto, em nível prático, é a que mais tem possibilidades de obter resultados efetivos, constatáveis, os quais o paciente merece obter, sobretudo se for levado em conta o seu investimento afetivo, econômico e de tempo numa psicoterapia.

Resumo

Tendo falado sobre o vínculo e sua serventia logo nos primórdios quando a psicanálise foi descoberta, passamos a mencionar as diferenças de utilização que dele se faz nas várias orientações terapêuticas.

Interpretá-lo e deixar que ele comporte a revivência de situações passadas é um procedimento tipicamente psicanalítico. Lidar com ele contratransferencialmente, com uma contratransferência criativa e integrada, também é um procedimento tipicamente psicanalítico. Como mostra Trinca (1984), o terapeuta, quando analisado, pode utilizar as suas próprias emoções para penetrar em camadas profundas do paciente, sem necessariamente perder a objetividade. Em matéria de atuação contratransferencial, estamos, entretanto, mais próximos da arte do que da ciência; portanto, não dispomos ainda de um arsenal de métodos formais para intervir desse modo. (Leia-se em Trinca, 1986, a discussão entre forma e conteúdo na entrevista psicológica.)

Mas nem todos os profissionais interpretam o vínculo. Nas terapias breves, segundo Malan (1963), pode-se utilizar predominantemente a interpretação, mas, dado o curto prazo de terapia, a revivência em nível de "neurose de transferência" muitas vezes não ocorre.

No âmbito das terapias breves, Small (1971), fazendo um levantamento da literatura a respeito, mostra que — para a maioria desses especialistas — é importante que o terapeuta seja visto como sendo agradável, digno de confiança, compreensivo e aberto, levando o paciente a acreditar que ele será capaz de ajudá-lo. A ênfase consistiria em estabelecer e manter no paciente a imagem de um terapeuta bondoso, interessado e prestativo. Para se manter visto desta forma pelo paciente, os sentimentos negativos que porventura nele apareçam devem ser manipulados de imediato e com delicadeza. O autor coloca, porém, uma nota de cuidado: no caso do paciente excessivamente dependente ou viscoso, deve-se espaçar as sessões para que não se produza um apego excessivo.

Ainda segundo Small, a "aliança terapêutica" pode ser muitas vezes a chave mestra deste bom relacionamento terapeuta-paciente.

Trinca (1984) mostra que, na entrevista psicológica, o terapeuta lida com dois níveis de processos no paciente: os mais evoluídos e discriminados, que exigem confiança no terapeuta e os regressivos, que são responsáveis pelos relacionamentos problemáticos da vida diária e que sabemos, na psicoterapia, logo se manifestarão em forma de neurose de transferência.

Levine (citado por Small) desenvolveu uma abordagem na qual se recusa a responder às defesas patológicas do paciente, ou a seus esforços para intimidá-lo, possuí-lo ou engoli-lo. Ele também se recusa a ser onipotente, preterido, a sentir-se rejeitado ou a rejeitar. Às agressões ou defesas do paciente, contrapõe manifestações afetuosas para com uma honestidade fundamental que existe dentro dele, demonstrando afeto e respeito por ele. Quando há uma forte transferência positiva, uma orientação psicológica pode se tornar necessária.

Vários autores são favoráveis à manutenção do vínculo positivo em psicoterapia, trabalhando-se no sentido de resolver rapidamente problemas que poderiam produzir uma transferência negativa. Sifneos utiliza o vínculo para encorajar a solução de problemas, Howard para "inculcar" no paciente o enfoque do terapeuta, outros autores (leia-se em Small) para o exercício da autoridade, Wolk para manter a freqüência regular à psicoterapia e vários terapeutas para exercer medidas de apoio. No apoio enfatiza-se algo específico, como por exemplo a oferta de disponibilidade por parte do terapeuta. O apoio em que se reinstauram os mecanismos de defesa, em geral só é utilizado em ameaça de surtos psicóticos, visando-se o restabelecimento do equilíbrio anterior à crise.

Uma série de dúvidas é oposta a este tipo de procedimentos, classificados como "onipotentes", em geral, pelos psicanalistas. Fenichel se opõe a este tipo de procedimento, alegando que o paciente pode passar a agir de novo modo apenas para obter amor, proteção e participação por parte de um terapeuta idealizado como o "todo-poderoso".

De um modo geral, admite-se que o tratamento do vínculo deve sofrer algumas modificações na terapia breve. No entanto, não só em terapia breve, mas em várias linhas de psicoterapia reeducativa e mesmo reconstrutiva, utiliza-se assim as chamadas manipulações "onipotentes" do vínculo em psicoterapia.

Uma das maiores críticas que se lhes pode fazer é que elas restringem o "espaço de acolhimento", assim como descrito por Trinca. A seu favor falam algumas descobertas no campo do condicionamento operante que mostram a importância de certas técnicas diretivas para modificar velhos padrões de comportamento que, muitas vezes, perduram apesar da modificação de personalidade obtida através de uma terapia reconstrutiva. Está aí um amplo campo para discussão e pesquisa.

Outro ponto a ser investigado refere-se à utilidade do vínculo transferencial. Lacan acredita que ele é resultado de erros terapêuticos, Rogers acha que o tratamento só é possível se ele se fizer sem relação de transferência.

Na terapia mais breve possível, o vínculo é tratado diferente dependendo da maneira típica de interagir do paciente. Tendo diagnosticado o tipo psicológico do paciente (propomos aqui a utilização da tipologia junguiana), sabemos qual a sua maneira típica de interagir e qual a forma mais pragmática e funcional de abordar o vínculo. Por exemplo, nos pacientes sensoriais introvertidos, que buscam constantemente relações simbióticas, a atitude meramente interpretativa está fadada ao fracasso, ou, na melhor das hipóteses, a resultados muito lentos.

Aula XVI
INTERVENÇÕES NO DECORRER DA PSICOTERAPIA

1. Interpretação

Uma das intervenções fundamentais no decorrer da psicoterapia mais breve possível continua sendo a interpretação. Mas não se trata apenas de interpretação transferencial.

Segundo Small (1971), a interpretação fornece ao indivíduo uma compreensão interna da natureza e das causas dos seus medos, impulsos, defesas e motivação que estão fora do nível da consciência. Fazendo um levantamento bibliográfico das terapias breves, o autor enfatiza que diferentes profissionais utilizam de diversas formas a interpretação. Assim há os que a usam especificamente para correlacionar o presente com acontecimentos passados; outros, para evidenciar a resistência; outros na busca do significado dos sintomas e, outros ainda, tendo em vista especificamente o vínculo e as manifestações transferenciais.

Small assinala, referindo-se a trabalho de outros autores, que a interpretação na terapia breve é realizada mais cedo e mais superficialmente do que na psicanálise e acrescenta que o uso ou não da interpretação é que diferencia as terapias reveladoras das medidas de apoio.

Em terapia breve, ainda, diferentemente do trabalho mais "profundo", o conhecimento das circunstâncias precipitadoras da crise ou problemática apresentada auxilia na formulação da interpretação.

Também medidas protetoras devem ser tomadas ao se formular uma interpretação em terapia breve, ou seja, esta deve ser de certa forma modificada. Medidas protetoras sugeridas pelo autor são: *a)* substituir os termos que seriam normalmente utilizados por palavras mais moderadas; *b)* tranqüilizar o paciente à medida que se interpreta; *c)* propiciar uma válvula de escape para aqueles aspectos inconscientes que não serão incluídos na interpretação, pois o paciente não teria a capacidade de assimilá-los de forma construtiva; *d)* aceitar a realidade inconsciente, embora reconhecendo que em algumas áreas da vida suas manifestações devem ser modificadas; *e)* emprestar a força do ego do terapeuta ao paciente a fim de ajudá-lo a combater seu superego excessivamente punitivo.

Segundo Small esta abordagem deve ser de preferência gradativa. O terapeuta apresenta a área geral que vai interpretar, fazendo logo depois uma série de interpretações parciais que permitam ao paciente dar, por si mesmo, o salto final. Se isto não acontecer, o paciente pelo menos foi preparado, e o terapeuta tem a oportunidade de avaliar se a ansiedade, a tensão, ou outras formas de defesas patológicas estão aumentando.

O autor cita French segundo quem deve-se diferenciar entre a interpretação "a favor" e "contra" a corrente. Ir "a favor" da corrente pressupõe que o conteúdo da interpretação seja mais tranqüilizador do que perturbador; o terapeuta então reforça que está compreendendo a situação do paciente, que simpatiza com ela e que considera suas reações razoáveis e naturais. Quando o terapeuta decide interpretar "contra a corrente", é porque também decidiu que as defesas devem ser enfraquecidas. O terapeuta deve então contar com uma transferência positiva que ajude o paciente a suportar a ansiedade previsível. Na psicoterapia breve a freqüência do contato deve ser aumentada nessa ocasião. Na terapia mais breve possível o uso da interpretação é semelhante ao seu uso em terapia breve como aqui descrito.

2. Algumas formas de orientação e aconselhamento

A)*Táticas ou estratégias*

Uma paciente apresentava como principal queixa um relação conturbada com o marido, pelo qual era constantemente agredida e ao qual se submetia de forma auto-agressiva. Um mecanismo sadomaoquista foi de início identificado. Esta era a superfície, o que aparecia. A anamnese dessa paciente revelava ao nascer uma rejeição total por parte da mãe que a abandonou na porta de uma casa. Ela teria sido várias vezes rejeitada, até por fim ser adotada por uma senhora que a surrava muito.

A interpretação focal (vimos em aulas anteriores no que consiste a terapia focal) foi: rejeitada ao nascer, a paciente sentia-se *a priori* rejeitada pelo mundo, com uma sensação de rejeição generalizada, a qual era insuportável para o ego e também refutada pelos princípios da lógica; um mecanismo de defesa, ensinado pela mãe adotiva, era o de fazer algo condenável e, desta forma, ser rejeitada ou surrada por uma razão específica. Assim podia manter-se em relacionamento com alguém (o objetivo do relacionamento seria ser surrada), acalentando a esperança de um dia poder modificar-se para não mais merecer apanhar. E assim funcionava o seu relacionamento conjugal.

Antes de trabalhar sobre as causas, no entanto, foi proposta à paciente uma estratégia para lidar com o marido de forma a não ser mais agredida por ele, e a conquistar respeito. Desta forma toda uma energia que ela canalizava para uma relação turbulenta com o marido liberou-se aparentemente. Em parte veio concentrar-se na transferência, tentando induzir a terapeuta a um jogo sadomasoquista e, em parte, levou-a a incrementar sua vida profissional de forma interessante e criativa. Na situação transferencial tornava-se possível não só apontar o comportamento da paciente, como trabalhar com as causas e as origens através da interpretação.

Este foi um caso típico de terapia cognitiva e reconstrutiva. Mas, mesmo assim, as táticas foram o primeiro recurso terapêutico utilizado para iniciar um processo de mudança, o que abreviou a terapia significativamente.

A tática proposta inicialmente à paciente para utilizar no relacionamento com seu marido foi criada com base no material trazido pela paciente e sugerida a ela em forma de orientação e aconselhamento, num momento em que o vínculo e a situação de confiança em relação à terapeuta eram suficientemente fortes para que a paciente desse crédito ao que era dito e se empenhasse em cumpri-lo.

B) *Outras formas de orientação e aconselhamento*

Não temos experiência com outras formas de orientação ou aconselhamento.

Small considera a orientação como uma técnica válida nos procedimentos breves. O encorajamento do paciente no sentido de adquirir novas experiências de vida é útil, sendo, porém, muito importante a compreensão psicanalítica dos dinamismos emergentes, a fim de proteger o paciente contra efeitos adversos. Um terapeuta bem treinado e perspicaz pode, com base numa investigação breve, guiar o paciente para métodos de comportamento e de interação diferentes do seu modo habitual, conduzindo-o assim a novas formas de experiências que resultarão numa vida satisfatória e produtiva.

Embora aparentemente relacionado às ténicas de aconselhamento e comando, esse método talvez seja mais bem entendido como um processo que envolve a definição do problema e a consideração das alternativas, com o paciente tomando as suas decisões, tendo por base os dados fornecidos. Dessa forma, as afirmativas do terapeuta estão longe de aparecerem como recomendações; são colocadas mais enquanto alternativas, acompanhadas de predições a respeito das possíveis conseqüências envolvidas em cada caso.

C) *Controle, comando e atividade do terapeuta*

Small chama controle do terapeuta a um procedimento em que o terapeuta procura contornar a resistência do paciente, encorajando-o a controlar os sintomas.

O argumento a favor, embora questionável, reside em que, ao concordar com a solicitação do terapeuta no uso desse tipo de comportamento, o paciente lhe cede o controle da resistência do sintoma.

O comando do terapeuta, por sua vez, aparece em diversos tópicos da literatura sobre psicoterapia com pacientes deprimidos e que tentaram suicídio. Em quase todos os casos, seria indicado por vários autores que o terapeuta adotasse uma atitude autoritária, planejando os acontecimentos da vida do paciente. O comando é usado também para manter a terapia focalizada em acontecimentos presentes. Sifneos (1967) recomenda que o terapeuta tome decisões pelo paciente, particularmente quando recorrer a técnicas de apoio.

Dentro do comando do terapeuta, cabe um procedimento terapêutico que se chama evitação seletiva, que consiste em evitar ativamente todo e qualquer esforço para resolver problemas mais profundos. A evitação seletiva pode ser utilizada na fase inicial da terapia em suicidas potenciais para voltá-los para o estabelecimento de determinadas metas de vida. Durante este processo não haveria modificações em nível inconsciente. Mais adiante, quando os problemas profundos se tornarem básicos, os objetivos a curto prazo poderão ser abandonados e iniciar-se eventualmente uma terapia em nível cognitivo.

A atividade do terapeuta, da qual já falamos extensamente na primeira aula, no tópico sobre a estruturação da iniciativa mútua durante a primeira entrevista, é entendida aqui em oposição à neutralidade psicanalítica, chamada por Small (1971) de "passividade".

3. O desabafo

Uma das formas clássicas de desabafo terapêutico se dá mediante a ventilação. Entende-se por ventilação o ato de expressar livremente sentimentos, pensamentos e emoções sobre um problema. Por exemplo, problemas dermatológicos de origem psicossomática podem ser aliviados através da ventilação de sentimentos de raiva, culpa e inferioridade.

A ventilação é semelhante à catarse, embora esta última seja mais complexa. A catarse é uma exposição emocional que deve ser associada na mente do paciente tanto às suas dificuldades atuais, quanto aos acontecimentos traumáticos do passado.

Uma técnica semelhante à ventilação e à catarse é a ab-reação. Esta constitui um reviver — em forma de sentimento, ação ou imaginação — da situação que causou originalmente o conflito, diminuindo desta forma a tensão por ele gerada.

4. Operações terapêuticas elucidativas

Ao falarmos em elucidação estamos pensando em certos procedimentos técnicos comumente utilizados em psicoterapia, tais como a confrontação, a explanação, a ilustração, a interpretação e as oito operações terapêuticas de Berne.

A) *Confrontação:*

Com base na idéia de que todos nós somos em parte inconscientes do que realmente fazemos ou dizemos, mostramos ao paciente como está sendo de fato o seu comportamento atual. Pode-se confrontá-lo, por exemplo, com seu comportamento falho e com o ganho secundário que este lhe propicia. Uma forma, por exemplo, seria mostrar a uma paciente, dona de casa, que ela não está sendo explícita no que espera de suas empregadas. Assim sendo, elas constantemente a desapontam e ela se vê obrigada a mandá-las embora. Há uma série de ganhos secundários na situação: ligar para as amigas e trocar idéias sobre como é difícil achar uma empregada hoje em dia, queixar-se com o marido e os filhos e não admitir por parte deles nenhuma exigência em consideração ao fato de ela não ter empregada, não ter de dividir suas tarefas domésticas com ninguém, etc.

Na confrontação pode-se também tornar evidente, ou dar ênfase à incoerência do paciente, dizendo, por exemplo: "Você alega que só busca amor, mas nas relações interpessoais que relata está sempre desafiando os outros para um duelo".

Entre as várias formas de confrontação poder-se-ia incluir o "teste da realidade" de Bellack e Small (1965).

Este pode ser exercido de várias formas. Por exemplo, contrastando reações anteriores do paciente, mais apropriadas, com distorções e desadaptações que denota presentemente. Ou então fazendo predições de resultados do comportamento, acompanhadas de sugestões de abordagens ou interpretações alternativas. O "teste da realidade" inclui, por exemplo, indicar ao paciente que a pessoa de quem ele fala pode ter motivações outras do que as que ele pensa.

Uma variação dessa técnica seria a sensibilização a sinais proposta pelos mesmos autores. Consiste em treinar os pacientes para que reconheçam e percebam tanto os sinais externos quanto os internos de uma reação emocional mórbida ou de uma crise que se avizinha.

Se uma paciente se defende, por exemplo, de um vínculo afetivo com o terapeuta, fazendo aflorar (energizando) um *animus* mal integrado e prepotente aferrado à função pensamento, a confrontação pode fazer a energia desviar-se do *animus* e recair na *persona*, e o seu funcionamento tornar-se basicamente perceptivo, levando em conta os requisitos da situação terapêutica e ficando a pessoa mais disponível para aceitar os efeitos do tratamento.

A confrontação em geral é indicada quando a redistribuição de energia é necessária. Temos observado tal necessidade principalmente nas seguintes circunstâncias:

1. Há ênfase excessiva e defensiva no *animus* (nas mulheres) e no ego (nos homens) aliada a um apego exagerado às funções racionais.
2. Há ênfase excessiva na *persona* e na sensação extrovertida.
3. Há uma desconsideração dos fatos e da situação dada, sob a égide da intuição que se preocupa com o futuro e não com o que de fato acontece, ou então uma total volta para o próprio interior através da sensação ou intuição introvertidas.

Dependendo do momento ou da pessoa, a energia pode estar concentrada em qualquer um desses três processos. A confrontação pode modificar o fluxo da energia, fazê-la passar de um estado psicológico a outro.

B) *Explanação*

Podemos distinguir duas formas básicas de explanação: o esclarecimento propriamente dito e a informação.

a) *Esclarecimento*

Por esclarecimento, entende-se a explicação da situação do paciente, mostrando-se as tensões precipitadoras e suas conseqüências. Ex.: "Você está ansioso. E isto por causa da proximidade do seu casamento", ou "Você está deprimido. E isto por causa do seu relacionamento com a família". Muitas vezes o indivíduo não está plenamente consciente das tensões precipitadoras, daí o seu esclarecimento não raro facilitar a reestruturação e a integração cognitivas.

b) *Informação*

O conhecimento que substitui a falta de informação, a realidade que substitui a distorção e a fantasia contribuem bastante para aliviar o paciente ansioso. Segundo Small "exemplos típicos de tratamento pela informação são a diluição da intensidade do medo que o paciente tem de que seus sintomas e fantasias sejam únicos no mundo, ou a luta contra as distorções sobre a masturbação. O esboço intelectual das origens da raiva e do medo, muitas vezes, ajuda o paciente a resolver rapidamente uma situação de conflito porque ele está lidando com o sentimento causal".

A informação propicia ao paciente um novo enfoque do seu comportamento e seus sintomas. Ela pode corrigir concepções falhas sobre moléstias ou traumas físicos sofridos pelo paciente.

A informação, chamada por vários autores de intelectualização, é considerada um mecanismo de defesa que convém, às vezes, implantar no lugar de outras defesas mais nocivas. Em aulas anteriores fizemos a diferenciação entre defesas desestruturantes do ego e estruturantes. Esta seria estruturante.

C) *Ilustração*

A ilustração refere-se à utilização de histórias, anedotas ou parábolas para a facilitação da aquisição do *insight*. Uma linguagem colorida tem um efeito esclarecedor, e o paciente passa a se lembrar dela por muito tempo. A metáfora ainda tem a vantagem de aproximar os fenômenos individuais dos coletivos e pode assim expor o paciente às imagens arquetípicas, que são de extremo fascínio e valor terapêutico.

D) *As oito operações de Berne*

Para Berne (1961) a confrontação, a explanação e a ilustração são operações terapêuticas preparativas da interpretação. A interpretação, sobre a qual já falamos exaustivamente, fornece o *insight* da natureza e das causas dos medos do paciente, seus impulsos, suas defesas contra eles e suas motivações que estão além da consciência. O *insight* assim adquirido promove uma reorganização dinâmica da personalidade, resultando num ego mais forte e funcionando com mais eficácia. Para Berne, contudo, a interpretação é apenas uma intervenção preparatória para uma operação final que ele chama de "cristalização". A "cristalização" é um encorajamento para produzir uma mudança, agora que o paciente tem um *insight* de sua problemática.

Segundo o autor, há oito operações terapêuticas. A primeira delas seria a indagação. Em cima de um dado fornecido pelo paciente, haveria uma indagação para certificar-se se o terapeuta entendeu realmente o que o paciente queria dizer. Ela teria a função também de prover ao paciente o sentimento de que ambos estão falando da mesma coisa, de que o terapeuta ficou "por dentro". À indagação segue-se a especificação, mediante a qual um ponto claro e específico, essencial, é escolhido para ser trabalhado. Depois, então, vem a confirmação. Verifica-se, mediante esta, se é sobre isto mesmo que o paciente está disposto a trabalhar. Estas intervenções servem para conectar o paciente com o terapeuta e aceitar a sua ação. Tendem a prepará-lo para a confrontação, à qual se seguem antes a explanação, depois a ilustração, a interpretação e, por fim, a cristalização. Às vezes uma ou outra dessas oito operações pode ser dispensada.

5. Técnicas educativas

Este é o nome dado por Small (*op. cit.*) àquelas técnicas que consistem em ensinar ao paciente a habilidade ou o tipo de autocontrole que o terapeuta percebe como sendo importante para a estabilidade daquele. O autor ensina, por exemplo, a relação entre tensão e dores musculares, entre despersonalização e processos perceptivos, a fim de facilitar o controle de ansiedade nessas circunstâncias.

Wolberg (1965) ensina o paciente a aplicar o *insight* adquirido em terapia a situações da vida real. Semelhantemente, Small o encoraja a aprender a utilizar o *insight*, pedindo ao paciente para formular, repetir e integrar proposições em várias situações da vida, sugeridas mediante o *insight*.

6. Técnicas projetivas

Bellak e Small (1965) utilizam o TAT (Teste de Apercepção Temática) como instrumento de terapia. As estórias criadas pelo paciente são anotadas pelo terapeuta e depois lhe são lidas, a fim de que ele mesmo as interprete.

7. Condicionamento operante

Há várias técnicas que derivam diretamente das pesquisas skinnerianas sobre o condicionamento operante. São elas: descondicionamento, desensibilização sistemática, evocação de reações neuróticas intensas, exposição gradativa, extinção experimental, recondicionamento positivo, controle de conceitos, etc.

Não vamos descrever estas técnicas, pois supomos tratar-se de matéria de outra cadeira, mas o importante e que elas podem ser utilizadas isoladamente num tipo de terapia não necessariamente comportamental. Às vezes são necessárias em terapias interpretativas, quando o *insight* e a revivência de experiências traumáticas em psicoterapia não é suficiente para remover padrões repetitivos de comportamento.

8. O trabalho com sonhos

Segundo Wolberg (1967) os sonhos oferecem ao terapeuta meios para explorar os conflitos atuais do paciente mediante a elaboração do seu pensamento pré-consciente. Tanto os aspectos racionais — os problemas realmente existentes na vida do paciente — como os irracionais (os mecanismos neuróticos de defesa, p. ex.) estão presentes no sonho. Tais aspectos podem ser discriminados ao se utilizar a metáfora onírica para as situações concretas de vida que estão implícitas no sonho. Este nos indica como o paciente lida com determinado problema no momento. O sonho nos ajuda, também, na solução deste problema.

O sonho pode ser, ainda, um instrumento da relação terapeuta-paciente, na medida em que se entenda que ambos, juntos, vão se empenhar no entendimento do material onírico.

O sonho tem, por fim, a função de elucidar fenômenos transferenciais. Uma vez trazido à sessão — e da forma em que é trazido — ilustra importantes aspectos do aqui e do agora, inclusive da resistência e dos mecanismos de defesa.

O autor cita várias abordagens possíveis dos sonhos (que, a nosso ver, se aplicam mais à terapia voltada apenas para os sintomas):

— pedir ao paciente associações com pessoas, objetos e incidentes específicos do sonho (nessas associações aparecem os conflitos atuais, paciente e terapeuta trabalham juntos, e as associações trazem material mais próximo, ilustrativo da situação terapêutica);

— focalizar sobre um tema geral extraído do sonho;

— conectar o sonho ao que foi dito antes em sessão e ao que será dito depois.

O autor descreve um procedimento típico das fases iniciais do tratamento e que se ajusta à terapia sintomática. Primeiro assinala para o paciente as principais tendências apontadas pelo sonho, pedindo-lhe a seguir que faça suas associações. Formula, então, mentalmente, sem comunicar ao paciente, uma hipótese sobre a dinâmica do sonho. Entende-se por dinâmica do sonho certas características tais como a natureza dos personagens, o drama que entre eles se desenrola, o desfecho, traços de personalidade, mecanismos de defesa, aspectos transferenciais, etc. Tendo formulado esta hipótese, encoraja mais associações livres por parte do paciente, mas, desta vez, com o objetivo específico de dirigi-las para a confirmação ou não dessa hipótese.

Uma forma de trabalhar com os sonhos em Análise Transacional é a proposta por Gellert.

Antes de relatar o sonho o paciente deve relembrar seu contrato terapêutico. Ao ser relatado o sonho, o terapeuta focaliza sua atenção sobre algum objeto ou pessoa que nele se evidenciam de forma significativa. Indaga a idade desse objeto ou pessoa. Ex: O paciente havia tido um sonho em que uma palmeira desempenhava papel importante. O terapeuta indagou: "Que idade teria essa palmeira?". "Uns seis anos aproximadamente", respondeu o paciente. Dita a idade, pergunta o terapeuta ao paciente o que acontecera com ele quando ele tinha essa idade. Segundo o autor, invariavelmente será relatado algum acontecimento carregado de emoção, alguma situação de conflito na qual o paciente acabara sendo contrariado. Então indaga o terapeuta: "E quando foi assim contrariado, o que decidiu?". As respostas que costumam ocorrer são do tipo: "Nunca mais sentir", "que eu era pior que os outros", "que ninguém gostava de mim", etc. Indaga então o terapeuta: "Como esta decisão dificulta o cumprimento de seu contrato terapêutico?". A decisão se revela em geral em oposição ao contrato terapêutico e só pode ser agora trabalhada porque foi trazida à tona pelo sonho.

Resumo

Apresentamos nesta obra uma opção terapêutica baseada no sistema teórico psicanalítico, tendo em vista a abreviação do tratamento. A proposta básica é produzir um alívio dos sintomas, substituídos por manifestações criativas, bem como um trabalho reconstrutivo que possibilitasse a preservação dos resultados obtidos. Assim propomos algumas intervenções terapêuticas diferentes das usuais para inserir no contexto psicanalítico e sugerimos a possibilidade de inclusão de técnicas provenitentes de outras escolas, mas utilizáveis de forma a não colidir com os princípios psicanalíticos básicos.

Com os avanços das terapias ecléticas e das escolas behavioristas, ampliou-se o leque de intervenções que podem ser inseridas. Neste capítulo descrevemos algumas das intervenções utilizadas nas várias formas de terapia analítica abreviada. Damos ênfase a técnicas simplificadas do trabalho com sonhos, oriundos dos trabalhos iniciais de Freud e Jung.

Aula XVII
A FUNÇÃO DOS SONHOS

Todo o processo analítico, muitas vezes, tem sido comparado a um sonho; logo os mesmos métodos podem ser aplicados ao sonho e à psicanálise (Trinca, 1988).

Na realidade, a *Interpretação dos sonhos* foi considerada por Freud, como assinala Jones (1961), o seu melhor trabalho, destinado a longa vida, provavelmente jamais vindo a ser superado plenamente por conhecimentos novos. Ele poderia ser complementado e ampliado de várias formas, mas em essência tenderia a perdurar, pois, como teria dito o próprio Freud, ele se fundamenta na descoberta do óbvio: em todos os sonhos noturnos, assim como no devaneio diurno, está contida a satisfação do desejo inconsciente.

Depois de Freud, quem mais ampliou a análise dos sonhos foi Jung, cuja proposta é, em alguns aspectos, diferente no que se refere a certas tecnicalidades. Enquanto a análise freudiana se dá em nível da relação Sujeito-Objeto, a junguiana se dá mais em nível do Sujeito. Uma paciente vinha tendo durante vários anos um mesmo sonho: um homem enorme, que se dizia protetor das pessoas, entrava em seu quarto à noite e lhe dava a mão. Relatou este sonho a um analista freudiano que o interpretou como sendo ele, analista, o homem que ela buscava, esperando que lhe desse a mão. Era a representação de um Objeto bom de cujo auxílio a paciente precisava. Mais tarde, numa análise junguiana, o mesmo sonho foi interpretado da seguinte forma: o homem era uma parte dela mesma, o seu próprio *animus*, e o inconsciente estaria sugerindo, através do sonho, que havia forças vitalizantes e estruturantes em seu *animus* às quais ela poderia recorrer para se reorganizar psicologicamente. Sobre esta diferença vamos falar de forma técnica e específica mais adiante.

1. A função dos sonhos e sua origem

A função básica dos sonhos seria trazer à superfície emoções ocultas à consciência que já estão com intensidade suficiente para emergir. Segundo Freud (1900) essas emoções não foram incorporadas à consciência ainda, porque o ego vinha delas se defendendo.

Mostra Freud que, em princípio, a origem da formação dos sintomas e dos sonhos é a mesma: um desejo do id, não aceito pelo superego, busca uma válvula de saída. Se entrar em ação o processo de recalcamento, haverá a formação do sintoma, como mostramos detalhadamente em aula anterior. Mas, do contrário, ditas emoções poderão aparecer nos sonhos sem precisar necessariamente formar um sintoma.

Mas, como assinala Trinca (*op.cit.*), as emoções podem não ter sido incorporadas à consciência, aparecendo só nos sonhos, porque o sonhador não teria ainda conseguido dar-lhes forma em seus processos mentais.

De qualquer maneira, estas emoções estão ligadas à satisfação de um desejo, e uma das funções precípuas do sonho é trazer mais próximo à consciência esse desejo. Pode ser inclusive um desejo mórbido de repetição compulsiva e, no sonho, aparecer a repetição do trauma. Como havia mostrado Federn (1952), o equilíbrio psíquico poderia, muitas vezes, manter-se graças à interveniência dos sonhos, nos quais o indivíduo repetiria compulsivamente suas experiências dolorosas da infância, não precisando por isto buscar sua repetição no dia-a-dia. Mas, ao mesmo tempo, os sonhos nos estariam dando um alerta de que, a qualquer momento, o equilíbrio poderia ser rompido e a repetição partir do sonho para a realidade.

Os sonhos teriam, ainda, uma função revivificante e de transformação.

Jung (1954) assinala o caráter de complementação e compensação dos sonhos. Eles podem complementar ou compensar o desejo.

Como mostrou Freud (1900) o material dos sonhos aparece deformado. Ele não é literal, direto. O sonho faz um trabalho sobre os conteúdos inconscientes contidos. Estes conteúdos, teria dito Freud, segundo Jones (*op. cit.*) se referem a experiências vividas nos primeiros dois anos de vida.

O trabalho do sonho (vide definição em Laplanche) mais especificamente é o conjunto das operações que transformam os materiais inconscientes num produto: o sonho manifesto. A deformação é o efeito deste trabalho.

2. O papel propriamente dito dos sonhos em psicoterapia

A importância psicológica dos sonhos foi pela primeira vez descrita de forma científica, e em termos exaustivos, por Freud. Mas foi Jung provavelmente quem pôde nos mostrar melhor o seu papel psicoterápico. Se Freud descreveu o que é o sonho, o seu trabalho de elaboração e como ele pode ser decodificado, Jung mostrou com clareza o seu papel no processo psicoterápico.

Jung, embora reconhecendo o mérito de Freud, que despertou os psicoterapeutas para toda a problemática dos sonhos, habilitando-os a penetrar nesse mundo de imagens, teceu à abordagem freudiana uma série de objeções. A principal talvez dirija-se à idéia do pai da psicanálise de que o material do sonho viria sempre deformado para ocultar-se da censura. Segundo Jung os sonhos não são meras expressões de material recalcado atinente ao passado, mas estes trazem várias contribuições. São verdadeiros auxiliares do processo psicoterápico na medida em que revelam:

— mensagens do inconsciente, mostrando o que é devido fazer e quais os impedimentos;

— uma tentativa do inconsciente de forçar o eu consciente a levar em maior consideração instâncias e/ou funções psíquicas com as quais o sonhador não se preocupa;

— conteúdos autônomos do inconsciente coletivo (estes não aparecem em todos os sonhos, mas aparecem naqueles que Jung chama de "numinosos");

— imagens arquetípicas (com a mesma ressalva do item anterior);

— conteúdos que são a causa ou pelo menos a expressão da problemática do paciente;

— a forma de o indivíduo lidar com seus complexos.

Esses tópicos não foram isolados e divididos por Jung. São assim apresentados para efeitos didáticos. Vamos a seguir examiná-los um a um, porém sem perder de vista que, de um modo geral, o principal papel dos sonhos no processo psicoterápico, para

Jung, é o de facilitar a assimilação, pela consciência, do inconsciente.

A) *O sonho e suas diretrizes*

A paciente de um colega junguiano sonhou que, voltando de um passeio, encontrara seu bebê, ao lado da empregada (que se incumbira de olhá-lo), numa bacia de lavar roupa, cheia de água. Um fogo ardia à volta da cabecinha da criança. Assustada, a sonhadora se apressava em salvá-la.

Esta paciente trabalhava em análise basicamente a função sentimento ligada a tudo aquilo que de infantil e jovem teria de permanecer dentro dela, mas que ela de certa forma atropelava e não conseguia cultivar, aferrando-se a uma postura normativa e aparentemente racional.

O analista ampliou o sentido do sonho com o mito de Deméter que, passando por enfermeira na casa de Celeus, e tendo curado seu filho de grave doença, atirava-o às chamas para queimar-lhe a mortalidade. A mãe possessiva arrancava-o dos braços de Deméter, impedindo-lhe assim o acesso à imortalidade. O analista mostrou que o sonho advertia que a criança que existia dentro da paciente poderia sobreviver se a mãe excessivamente possessiva (uma parte possessiva dela mesma) não tentasse protegê-la. O sonho alertava, pois, para a necessidade de deixar as coisas acontecerem, a vida atuar e se processar, sem temores ou defesas e mostrava a possessividade da paciente como empecilho.

B) *O sonho e seus alertas*

O sonho pode advertir o paciente e o analista de que o primeiro se descuida de uma função psíquica ou um aspecto da personalidade. O sonho pode chamar a atenção, por exemplo, para a existência da função pensamento num indivíduo que dela se tivesse descuidado e levado a vida apenas no seu sentido romântico ou, então, ao contrário.

Meira Penna (1983) em *O sonho de Descartes* mostra como três sonhos deste filósofo tão racionalista, que condicionava a existência ao pensar, tentaram, em vão, "apontar o cético sonhador para seu lado afetivo, reprimido e arcaizado e tão contrário à rigidez mecânica do computador cerebral". Outra possibilidade seria, por exemplo, para uma mulher estereotipada, preocupada apenas com a sua fachada social, o sonho pôr em evidência que há a força viril em seu inconsciente para ser utilizada, se ela assim o desejar. Estaria fazendo-a atentar para o seu *animus* descuidado.

C) *Conteúdos autônomos do inconsciente coletivo*

A presença da criança, no sonho mencionado ao início, é um conteúdo do inconsciente coletivo. A criança seria símbolo de uma existência livre e pura, anterior à adaptação, símbolo esse que existe no inconsciente de todas as pessoas. Portanto, a sua presença nos sonhos em princípio seria um elemento libertador, indicativo de desligamento do conflito vigente. Mas tudo dependeria também de como a criança aparecesse em sonho. Uma criança morta poderia indicar a impossibilidade de libertação e de desligamento do conflito, evidenciando que o psiquismo estaria ameaçado.

D) *Imagens arquetípicas*

A criança, na situação em que se encontra no sonho narrado, é uma imagem arquetípica pertencente a um mito grego — e possivelmente a outros semelhantes em outras culturas — que se perpetuou por gerações e gerações. Ela representa um padrão de imaginação geneticamente herdado e característico de toda a raça humana.

Os tipos de imagens arquetípicas que podem aparecer nos sonhos são sem-número. Por exemplo, Jung introduziu a noção do "velho sábio", figura paterna, que é, a seu ver o símbolo do fator espírito. Ele encarna a imagem arquetípica dos contos e lendas e aparece nos sonhos em toda a situação em que se revelam necessários a compreensão, a inteligência e um conselho esclarecido.

As imagens arquetípicas têm, em geral, a função de ajudar na solução do problema dos contrários. Assim, no sonho mencionado, água e fogo, dois elementos aparentemente contrários, coexistem, sem que um elimine o outro. Por outro lado, no próprio fogo os contrários se encontram: destruição e purificação, perigo e prazer, o humano e o divino. A paciente vivia um conflito entre construir e destruir, e a imagem arquetípica apontava para a purificação, sem prejuízo das forças inconscientes maternas (água) que, contudo, não poderiam ser tão poderosas (possessivas) a ponto de apagar o fogo.

Os sonhos podem, ainda, querer revelar a existência de Deus a um paciente agnóstico. Jung (1945) relata um sonho que se repetia persistentemente numa de suas pacientes durante o tratamento analítico. Referia-se ao aparecimento de uma figura masculina essencialmente idealizada. Jung, de início, ainda muito influenciado pela visão freudiana, interpretava o sonho transferencialmente e apontava a idealização que a paciente fazia de sua pessoa. No entanto os sonhos persistiam até que o analista descobriu que a figura idealizada era a manifestação do arquétipo central, cósmico — da imagem de Deus — numa visão do inconsciente pessoal da paciente. Este tipo de análise levou a paciente a intuir a existência de Deus com a qual até então não se preocupara e, a partir daí, o sonho deixou de se repetir.

Enfim, os sonhos podem representar uma tentativa inconsciente para forçar o eu consciente a levar em maior consideração aquelas instâncias transcendentais e supra-racionais com as quais jamais se preocupara anteriormente.

E) *Problemática do paciente*

Muitas vezes a problemática do paciente, bem como suas origens, podem aparecer nos sonhos. Neste caso sim, muitas vezes, o material pode se encontrar deformado. O principal mecanismo de deformação do material onírico seria o mecanismo de compensação. Assim, o indivíduo sonharia que possui aquilo que mais lhe falta. O mecanismo de compensação poderia atuar também sobre aquilo que Freud chama de "restos diurnos", ou seja, experiências recentes, em geral do dia anterior, que de alguma forma se fazem presentes no sonho. Assim, alguém que foi humilhado durante o dia, poderá sonhar-se um rei à noite, cercado de súditos e de pessoas que lhe prestam homenagem. Jung chama a este mecanismo de "compensação pelos opostos".

Os sonhos podem também revelar ao analista os pontos psicológicos essenciais do paciente que neles, por vezes, emergem um a um em perfeita ordem.

F) *Forma de lidar com os complexos*

Por complexo entende Jung (1943) um aglomerado de associações — um quadro de referência psicológico excessivamente acentuado e por isso difícil de ser conduzido —, às vezes de caráter traumático, às vezes apenas doloroso, que permanece em nível do inconsciente pessoal, drenando energia de outras estruturas da personalidade. Diferentemente de Freud, que buscava através dos sonhos descobrir os complexos do paciente, ele se interessa em descobrir como o indivíduo lida com seus próprios complexos.

Como exemplo, Jung cita o caso de uma paciente cujo complexo residiria num apego excessivo à mãe e num recalcamento de tendências homossexuais. Com a morte da mãe, ela se apega a uma amiga com quem tinha uma relação problemática, em virtude do sentimento homossexual reprimido. Este complexo toma no sonho a forma de um caranguejo que segura a paciente pelo pé e a impede de atravessar um rio de uma margem à outra, quando esta travessia se lhe afigura muito importante. O sonho mostra, pois, como a paciente lida com seu complexo. Ele a absorve como um caranguejo, puxa-a para o fundo e impede que vá em frente.

Resumindo os seis itens expostos, podemos dizer que, de acordo com a proposta junguiana, o papel dos sonhos no processo psicoterápico é revelar o imenso esforço de afirmação do Eu pensante e livre perante a irracionalidade do mundo e da vida.

3. Os sonhos no processo psicoterapêutico

A) *Proposta junguiana*

A análise e a interpretação dos sonhos confrontam o ponto de vista da consciência com as manifestações inconscientes. Com isto os parâmetros da consciência, se modestos, se alargam.

Para interpretar um sonho o analista deve conhecer aspectos pessoais do paciente, bem como suas crenças e convicções. Deve levar em conta, ainda, o sentido finalístico do sonho, pois nada na vida carece de finalidade.

Um único sonho pode levar a julgamentos arbitrários, mas uma série deles, quando analisada em conjunto, pode levar às raízes do inconsciente.

Diferentemente de Freud, Jung não se serve do método de associações livres (associar livremente ao sonho qualquer conteúdo que se apresente na cabeça do paciente) para auxiliar na decodificação do sonho. Jung acha que a linguagem onírica é uma linguagem desconhecida e, portanto, deve proceder-se com o sonho assim como se procede com uma palavra de idioma desconhecido, indagando "que é isso?". Então se o paciente sonhou com um vaso, e o terapeuta perguntar "o que é o vaso para você?", ele poderá dizer algo como "um lugar para pôr as flores", ou "um ornamento", ou um "recipiente", ou, enfim, outra coisa qualquer. Se ele dissesse, por exemplo, "recipiente", o terapeuta poderia indagar: "e o que é o recipente"?.

Numa situação análoga com uma paciente, ela respondeu: "recipiente é recipiente, oras!", ao que eu disse: "imagine que eu sou estrangeira, e desconheço esta palavra, como é que você a descreve?". A paciente então disse: "é uma coisa assim..." e, gesticulando, começou a desenhar a forma do recipiente, "...que serve para pôr as coisas dentro". Imitando o gesto da paciente disse: "Isto que você assim descreve, poderia ser também o quê? A mim parece a forma de um corpo". "Sim, poderia ser parecido com um corpo feminino."

À idéia de um recipiente, com formato de corpo feminino, onde se põe as coisas dentro, associei uma lenda zulu (citada pelo próprio Jung em relação aos recipientes), segundo a qual uma mulher que põe uma gota de sangue num recipiente, o fecha, o esconde e o abre no nono mês, nele encontrará uma criança. O material era pertinente, pois a paciente vinha trabalhando em terapia o seu desespero por não poder engravidar.

A associação da lenda zulu ao material da paciente é o que Jung chama de amplificação.

Amplificação é o processo de associar ao material do paciente, de forma racional, deliberada e pensada, conhecimentos provenientes de outras fontes, principalmente da mitologia e da alquimia. Exemplo típico de amplificação seria a utilização do mito de Deméter em associação com o material do sonho descrito no início da aula.

Na abordagem junguiana torna-se indispensável distinguir entre o material que provém do inconsciente pessoal, que pressupõe o conhecimento da problemática do paciente para ser interpretado, e o material que provém do inconsciente coletivo e que se manifesta através de símbolos iguais em todas as pessoas. Assim, por exemplo, a chuva teria um sentido geral de fecundação espiritual, a cor azul simbolizaria a função pensamento, o ovo as reservas do futuro, etc. Mas esses símbolos universais acabam por adquirir sentidos diferentes em cada sonho em função do inconsciente pessoal, que os utiliza à sua própria maneira.

B) *Diferenças entre Freud e Jung*

Já mencionamos várias diferenças entre esses autores. Vamos dar agora maior atenção a uma específica já mencionada, a análise em nível de Sujeito e a análise em nível de Objeto.

A interpretação em que as expressões oníricas podem ser identificadas com objetos reais (por exemplo, no sonho do caranguejo supra-referido, se este fosse simplesmente interpretado como a figura materna da paciente) é por Jung denominada interpretação em nível do objeto. É uma interpretação analítica, pois decompõe o conteúdo do sonho em complexos de reminiscências que se referem a situações externas.

Jung, quando utiliza a interpretação em nível de objeto, logo em seguida fará a interpretação em nível do sujeito (vendo o caranguejo como o próprio complexo da paciente, portanto parte do sujeito), produzindo a síntese. Neste tipo de intervenção refere-se ao próprio sonhador cada um dos conteúdos do sonho, inclusive todas as pessoas que nele aparecem.

É evidente que na análise do ponto de vista do objeto, trata-se também, em suma, de análise de partes do sujeito, pois se trata de objetos que foram internalizados, embora os mesmos objetos pudessem eventualmente continuar existindo na realidade exterior. Mas a análise em nível do objeto separa "isto é sujeito, isto é objeto", portanto faz uma decomposição que, segundo Jung, se feita, deve ser seguida imediatamente de uma reconstrução propiciada pela análise em nível do sujeito. Na análise em nível do sujeito, os homens, principalmente quando desconhecidos, podem representar a própria sombra do sonhador, e as mulheres sua *anima*. Jung chama a análise do sujeito de processo sintético ou construtivo.

A análise em nível do objeto não atinge, segundo Jung, as manifestações do inconsciente coletivo em sonho. Elas permanecem irrelevantes do ponto de vista analítico, mas adquirem enorme significado do ponto de vista sintético ou construtivo.

C) *A proposta freudiana*

O trabalho do sonho divide-se em duas operações: a produção dos pensamentos oníricos e sua transformação em conteúdo manifesto do sonho. Esta segunda operação é que constitui o trabalho do sonho propriamente dito e se dá através de quatro mecanismos básicos, que logo passaremos a descrever:

a) Condensação;
b) Deslocamento;
c) Figurabilidade;
d) Elaboração secundária.

Embora o trabalho do sonho não seja criativo, limitando-se apenas a transformar materiais, ele é, como observou Freud (1923) em *Observações sobre a teoria e prática da interpretação dos sonhos*, a própria essência do sonho, ou seja, é ele que possibilita chegar aos conteúdos inconscientes e não tanto o teor onírico manifesto.

Os chamados "restos diurnos" — experiências recentemente vividas pelo paciente, talvez até do dia anterior, cujas partes se acham de alguma forma presentes nos sonhos — também estão sujeitos ao trabalho do sonho. Eles são escolhidos mais ou menos ao acaso, mas em certa conexão com a satisfação do desejo a ser expresso pelo sonho.

a) *Condensação*

A primeira coisa que a comparação do conteúdo manisfesto com as idéias latentes evidencia ao investigador é que se efetuou um trabalho de condensação. O sonho é (Freud, 1900) "conciso, pobre e lacônico" em comparação com a amplitude e a riqueza das idéias latentes. Geralmente os conteúdos latentes que são avaliados num processo de análise (conteúdos esses que foram fundidos ou comprimidos no conteúdo onírico) são apenas uma parte do que poderia ter sido investigado. Com o prosseguimento da análise poderíamos ter achado novas idéias que se ocultavam por trás do sonho. O montante de condensação é, pois, indeterminável.

Para ilustrar o processo de condensação, temos o célebre sonho de Freud da monografia botânica. Sonhou que escrevera uma monografia sobre uma espécie indeterminada de plantas. Ele vira uma página do livro que apresentava uma lâmina em cores.

O elemento mais evidente do sonho é a monografia botânica. Pode ser considerada como um "resto diurno", pois o sonhador havia visto na tarde anterior, na vitrina de uma livraria, uma monografia sobre ciclames. Mas a monografia botânica mostra também uma relação com o estudo que Freud vinha fazendo sobre a cocaína, no qual havia falado com seu oculista no dia anterior, oculista este que tinha uma contribuição para dito trabalho. Assim a monografia botânica do sonho se mostra como um elemento comum intermediário entre ambos os fatos diurnos. Por outro lado, à botânica em si pertenciam lembranças de um tal de professor Gaertner (quer dizer "jardineiro" em alemão) e à sua esposa, de nome Flora, que era paciente de Freud. Sobre Flora e sobre uma outra paciente, que tinha um episódio relativo a flores esquecidas, em sua análise Freud havia falado naquela mesma tarde a seu oculista. À idéia das flores em geral, Freud associava a alcachofra de que gostava muito e a qual chamava de sua "flor" preferida. A alcachofra estava intimamente ligada a uma cena de infância do sonhador, a partir da qual começou a ler muito.

Assim, pois, a botânica é um verdadeiro foco de convergência em que se reúnem para o sonho numerosas séries de idéias. É um exemplo típico de condensação. Logo, a condensação pode ser definida como a compreensão de vários conteúdos latentes em uma dada imagem onírica. Todas as imagens oníricas sofreram um processo de condensação.

b) *Deslocamento*

No sonho, a problemática central, via de regra, acha-se deslocada. O seu conteúdo se ordena em torno de elementos diversos dos que aparecem como centro de idéias latentes. Assim ha o sonho do rapazinho que tinha idéias filicidas contra o pai e sonhava que matara o prefeito da cidade. A satisfação do desejo deslocava-se do pai para o prefeito da cidade, outra figura de autoridade.

No próprio sonho da monografia botânica acha-se presente o deslocamento sob a forma de relação por antítese. Numa análise exaustiva do sonho, Freud acaba por concluir que as idéias latentes nele se prendem a certas complicações da assistência médica entre colegas e das recriminações que o sonhador se fazia por se deixar levar demasiado por suas afeições. No conteúdo manifesto do sonho tudo isto se ordena em torno da botânica, matéria esta que definitivamente não estava entre suas afeições. O centro das afeições foi deslocado para a botânica, com a qual se relacionava por antítese.

O deslocamento pode ser definido, pois, como um mecanismo do sonho que tira o centro das idéias latente de onde ele de fato está e o coloca em outro lugar.

c) *Figurabilidade ou representabilidade*

Os pensamentos do sonho sofrem uma seleção e uma transformação que os tornam possíveis de serem representados por imagens, sobretudo visuais. O sonho exige que todas as significações se exprimam por imagens. Este processo favorece a condensação, pois uma mesma imagem pode conter vários conteúdos latentes. Se o sonho fosse um relato verbal, a condensação seria sem dúvida menor, ou não poderia se dar. Os termos concretos (imagens visíveis), por serem potencializados, realizados, são mais ricos em conexões do que os termos abstratos.

Mas a figurabilidade ou representabilidade pode se dar também através de expressões verbais, como o chiste.

A representabilidade ou figurabilidade pode ser definida como o processo de transformação dos conteúdos latentes para que eles possam ser representados por imagens sobretudo visuais, mas também por certos símbolos verbais.

A representabilidade faz pensar em certos cuidados, ou seja, coloca certas dúvidas quanto à natureza da interpretação. O elemento onírico a ser interpretado deve:
— ser tomado no seu sentido positivo ou negativo;
— interpretado ou não como reminiscência;
— interpretado ou não simbolicamente;
— utilizar-se o seu sentido literal na interpretação.

d) *Elaboração secundária*

A elaboração secundária é uma rêmódelação do sonho, destinada a apresentá-lo sob a forma de uma história relativamente coerente e compreensível.

Sua função é tirar do sonho a sua aparência de absurdo e de incoerência, tapar-lhe os buracos, efetuar uma remodelação total ou parcial de seus elementos, realizando uma escolha entre eles e fazendo-lhes acréscimos, procurar criar algo como um devaneio diurno.

É um segundo movimento do trabalho do sonho. Incide sobre os produtos já elaborados pela condensação, pelo deslocamento e pela figurabilidade, mas mesmo assim não ocorre *a posteriori*. É contemporânea a cada momento do sonho.

A elaboração secundária exerce uma influência indutora e seletiva sobre o fundo dos pensamentos do sonho. É uma resultante da censura.

Adendo

A decodificação dos sonhos, segundo Freud, tem de ser feita levando-se em conta esses quatro mecanismos, sem entretanto deixar de lado a regressão que neles ocorre. Ou seja, nos sonhos, a libido retorna a objetos anteriores e a um modo anterior de organização.

Os sonhos são uma evidência da afirmação de Freud que o passado infantil do indivíduo sempre nele permanece.

Em algumas partes de sua obra, Freud afirma que no sonho ocorre a "reposição" daquilo que foi fixado (falamos do conceito de fixação em aulas anteriores).

A regressão é favorecida, nos sonhos, porque neles não há acesso à motilidade. Os pensamentos do sonho apresentam-se principalmente sob a forma de imagens sensoriais que se impõem ao indivíduo de forma quase alucinatória. Isto porque o aparelho psíquico é formado por uma sucessão orientada de sistemas que, no estado de vigília, são percorridos por excitações que progridem da percepção para a motilidade. No estado de sono, os pensamentos, aos quais é recusado o acesso à motilidade, ficam em nível de percepção e regressam à sua origem.

D) *Os sonhos e a terapia mais breve possível*

Na terapia mais breve possível, sem desmerecer a proposta freudiana, utilizamos o método sintético-construtivo, para chegar às fontes do inconsciente coletivo atuando no indivíduo. Podemos assim identificar que plano de vida ele segue e sua relação com o passado de nossa espécie.

Um paciente, em processo de alta, aparentemente muito satisfeito com os resultados que havia obtido, pois por fim encontrara uma companheira com a qual vivia feliz, relatou-me o seguinte sonho. Ele estava deitado na cama e a sua companheira se aproximava, desejosa de fazer amor com ele. Sua mãe estava deitada ao seu lado, e ele se esforçava por ocultar da companheira a presença da mãe.

Do ponto de vista freudiano, o paciente queria ocultar da companheira e de mim a sua relação edípica com a mãe, a qual sempre lhe impossibilitara uma relação gratificante com uma companheira. Estava desejoso de ter alta, pois não analisando mais estes assuntos, ele seria levado de alguma forma a romper com a companheira e a retornar à antiga condição com a mãe. Encarei a questão do ponto de vista junguiano: o arquétipo da Grande Mãe dominava sua personalidade. Ele se esforçava para manter um relacionamento patriarcal, escondendo de si próprio a sua inclinação para o dinamismo matriarcal.

Isto fazia tanto mais sentido pelo fato de este paciente ter começado sua terapia com uma atitude muito agressiva em relação às mulheres, uma postura de superioridade hierárquica em relação a elas, querendo sempre afirmar o seu poder de homem e com uma série de preconceitos que seriam vulgarmente vistos como "machistas". Nesta postura, porém, não conseguia ligação satisfatória com mulher alguma e tinha sérias crises depressivas (sintomas que o levaram à terapia). Ficava claro para nós que o paciente não deixava espaço para a sua *anima*, a qual clamava por vingança e ameaçava invadi-lo completamente. A intensificação da repressão para que isto não ocorresse levava à depressão.

Trabalhamos indo em apoio à sua *anima*, e o paciente começou a melhorar quando — desenvolvendo o seu gosto pela culinária — começou a cozinhar e publicou um livro de receitas com um pseudônimo feminino.

Encarando a questão por outro ângulo, víamos que o paciente havia reprimido a fome de ser liderado. Contudo, mesmo reprimida, de alguma forma diminuta ela era satisfeita pela mãe. A sua nova companheira era submissa e não satisfazia essa parte. Assim, a mãe continuava deitada a seu lado, como no sonho.

A interpretação com ênfase no dinamismo matriarcal e nas suas implicações culturais possibilitou ao paciente ver o que realmente queria e se orientar neste sentido. Casou-se e não foi preciso adiar a alta.

Resumo

O trabalho com sonhos na terapia mais breve possível não precisa ser

necessariamente feito através de técnicas características da terapia breve, das terapias ecléticas, gestálticas ou da análise transacional. A proposta de Jung, que põe em evidência aspectos culturais e partes relegadas do indivíduo que poderiam ou deveriam ser assimiladas à personalidade, muitas vezes pode contribuir para a abreviação do tratamento.
É indispensável conhecer, todavia, o que é realmente o sonho, reportando-se à obra de Freud, para poder fazer intervenções pertinentes. Apresentamos em resumo, neste capítulo, também as idéias freudianas. Sobre os efeitos práticos das diferenças entre Freud e Jung pode confrontar-se a leitura de O emprego terapêutico dos sonhos em psicanálise *(Freud, 1912) e* On the pratical use of dream analysis, vol. XVI das obras completas de Jung.

Aula XVIII
O ENCERRAMENTO

A maioria dos autores, como vimos, principalmente os de orientação psicanalítica consideram as reações do paciente ao encerramento como um resultado do que aconteceu com ele durante todo o processo psicoterápico. Malan (1963), num estudo do encerramento da psicoterapia, numa amostra específica, observa que em quase 30% dos casos, este produz uma explosão de raiva, a qual, na realidade, já estava embutida numa transferência negativa existente desde há muito na terapia, mas não devidamente trabalhada. Junto com a raiva ao encerramento, havia em geral uma retomada dos sintomas, os quais, segundo ele, em geral haviam desaparecido de início em função da transferência e da gratificação da necessidade de amor do paciente. Mas a recaída era superada quando a transferência negativa e a raiva pelo abandono eram interpretados. Malan considera que a transferência negativa era parte essencial de toda a terapia, e suas raízes na infância, assim como as da transferência positiva, deveriam ser exploradas no decurso do tratamento, mesmo em se tratando de terapia breve.

Bellak e Small (1965) confiam numa transferência positiva cuidadosamente cultivada, com vistas a uma transição suave para a terminação da psicoterapia breve. Além do mais, segundo esses autores, os critérios de alta devem ser especificados no momento em que o tratamento começa.

1. Um estudo das condições em que ocorre o encerramento

Condições ideais para o encerramento seriam aquelas em que tivesse ocorrido a "cura". No entanto, o conceito de "cura" é altamente questionável.

Os psicanalistas preferem falar em modificação de personalidade do que em cura, pois este termo implicaria assumir que antes houvera doença. E mais: estaria estabelecendo-se uma polaridade entre cura e doença, uma vista como "boa", outra como "má". O tratamento psicológico ficaria exclusivamente de alçada dos médicos (pois só eles lidam com o restabelecimento da saúde) e as dificuldades emocionais e psicológicas ficariam categorizadas como enfermidades.

Fora do âmbito da psicanálise tem-se falado em "cura", mas há sempre uma série de dúvidas quanto a que ela seria efetivamente. Em 1980, a International Tansactional Analysis Association reuniu uma série de terapeutas experimentados solicitando-lhes artigos sobre "cura", à qual reservou um número especial de sua revista e espaço nos números subseqüentes daquele mesmo ano.

Relatamos a seguir alguns desses artigos. Woollams (1980) alega que a cura não existe, especialmente se definirmos saúde como aquele estado em que o indivíduo se encontraria se não houvesse traumas ou frustrações excessivas durante o seu desenvolvimento psicológico.

Há sempre espaço, segundo o autor, para novas experiências, novas recordações e novas opções, mas não é possível apagar completamente o passado e recomeçar da estaca zero.

O encerramento da terapia se daria idealmente não em condições de uma utópica e idealizada cura, mas quando o paciente tivesse transformado certas proibições mutiladoras, existentes nele em nível não consciente, em permissões deliberadas e assumidas. Por exemplo, um suicida em potencial, dentro deste enfoque, carregaria consigo a proibição de existir. O tratamento só terminaria quando ele se desse conscientemente a permissão de existir. Indicadores principais dessa mudança seriam: menor vulnerabilidade ao *stress* e uma inexistência quase que total de atos significantemente autodestrutivos (ex.: tabagismo exagerado, constantes acidentes automobilísticos por excesso de velocidade, cirurgias desnecessárias, etc.).

Woollams elaborou uma escala de zero a dez para a proibição que existe no paciente. Em geral quando ele inicia o tratamento, ela se acha num ponto elevado e quando termina, está apenas próxima de zero, mas não em nível zero.

Para que a proibição se dissolva parcialmente é preciso que o paciente internalize um novo Objeto que lhe dê a permissão de existir.

Mas, mesmo assim, numa situação de excessivo *stress*, ele pode voltar a se reportar ao Objeto antigo, receber novamente a proibição de existir e apresentar comportamentos autodestrutivos. Só que, após o término do tratamento, a situação de *stress* tem de ser bem maior do que antes para que isto ocorra. Se antes, o simples fato de olhar para o espelho era pressão suficiente para evocar comportamentos autodestrutivos, agora é preciso a morte de uma pessoa querida, por exemplo, para que isto ocorra.

O encerramento da psicoterapia deveria dar-se em tese quando o paciente já nem percebesse a maioria das pressões que antes o incomodavam e, por esta razão, estivesse capacitado para lidar eficientemente com elas, o que por sua vez produziria resultados reforçadores da mudança que nele se haviam operado.

Segundo Holloway (1980) torna-se problemático definir o que seja propriamente cura e quem a determina: se o paciente que a sente como um alívio daquilo que o atormentava, se o terapeuta que tem as suas pré-concepções quanto ao que seja saúde mental, se a sociedade que rotula certos tipos de comportamentos como inaceitáveis socialmente e o indivíduo só estaria são se não mais os praticasse.

Outro complicador, na visão do autor, é a dificuldade de se relacionar os resultados obtidos ao método empregado. Eles parecem mais decorrentes, segundo ele, da relação e do vínculo entre terapeuta e paciente.

Finalmente, a retomada da terapia algum tempo após seu encerramento não significa necessariamente que não houve cura antes. É provável que novas circunstâncias de vida estejam levando o indivíduo a buscar uma nova forma de cura.

Para Holloway, a condição ideal de encerramento da terapia seria aquela na qual o paciente tivesse atingido a autonomia, definida como se segue: ter e usar a habilidade de pedir o que se necessita com a possibilidade de aceitar tranqüilamente tanto um "sim" como um "não"; a capacidade de cooperar interdependentemente com as pessoas, aliada a uma expressão criativa do próprio eu. No entanto, a autonomia seria apenas uma condição ideal, e não real, para o encerramento do processo psicoterápico. Na realidade, o autor encerra o processo quando o próprio paciente está satisfeito com as mudanças que obteve. Um procedimento diferente deste, implicaria, segundo ele, uma posição de superioridade por parte do terapeuta em relação ao paciente, o que definitivamente não seria curativo.

Para Erskine (1980) a cura e o fim do tratamento significam que o paciente está livre para contactar de forma significativa as pessoas e resolver problemas sem pré-concepções ou planos limitantes. A cura se dá quando cada experiência nova é apreciada por sua especialidade e é percebida, tanto em nível visceral como em nível intelectual, como uma oportunidade para aprender e crescer. A cura acarreta mudanças tanto no comportamento externo, como no interno (processos cognitivos, experiências emocionais) e nas limitações físicas, ou seja, no corpo.

Eu mesma, naquela ocasião (1980), publiquei um trabalho dentro dessa série, sobre as condições ideais para o encerramento do processo psicoterápico. Entendia que a capacidade do indivíduo de gratificar permanentemente suas necessidades básicas e a evidência disso na sua vida diária tornariam possível o término da terapia. Apoiei-me, na ocasião, na descrição das necessidades básicas de Maslow, que se apresentam na seguinte seqüência cronológica: necessidades fisiológicas (tais como comer ou dormir, ligadas diretamente à sobrevivência), de segurança (assegurar-se para o futuro o que é necessário, familiarizar-se, depender de alguém devidamente), de pertencer e ser amado, de estima (ter uma boa imagem, ter poder, ser valorizado, valorizar-se a si próprio) e de auto-realização (que corresponderia à expressão criativa do eu assinalada por Holloway). Se nos limitássemos a Maslow deveríamos dizer que, *grosso modo*, só um indivíduo capaz de prover a seu próprio sustento, de fazer reservas para o futuro, de pertencer a uma família ou a uma instituição substitutiva que lhe desse amor, que tem auto-estima, se faz respeitar pelas pessoas que o cercam e exerce uma atividade compatível com seu eu poderia, idealmente, encerrar sua psicoterapia.

Mas, ligamos as necessidades de Maslow — que têm valor pela pesquisa científica a que foram sujeitas — às fomes de Berne, que são mais específicas e arcaicas e cujo dinamismo é mais perceptível dentro de um quadro conceitual psicanalítico. Essas fomes foram mencionadas em ordem cronológica e hierárquica do ponto de vista de sua proximidade do instinto de vida, em capítulos anteriores. Do ponto de vista das mesmas, o paciente em tese estaria pronto para a alta quando soubesse:

a) defender-se de estímulos indesejáveis;

b) buscar e garantir-se estímulos desejáveis sempre que necessário;

c) atuar não só nas relações de interdependência, mas também poder depender prazerosamente;

d) organizar seu tempo e manter-se produtivamente ocupado, reservando um espaço para a intimidade e proximidade física com outras pessoas;

e) buscar, aceitar e dar-se a si próprio o devido reconhecimento (equilíbrio do narcisismo);

f) curtir o sexo e compartilhar a vida com alguém;

g) nivelar-se com as pessoas, reconhecer a importância e as necessidades do outro sem negar as suas próprias;

h) expressar socialmente seu verdadeiro eu.

É preciso ter em mente, entretanto, que se trata de um *ideal* a ser atingido e o paciente poderia encerrar o processo psicoterápico em algum ponto próximo a este. Critérios para avaliar a condição de alta foram apresentados também.

Segundo Lankford (1980) o terapeuta deve ser capaz de distinguir entre três condições diferentes: 1) cliente estacionário; 2) cliente que atingiu um *plateau*; 3) cliente pronto para iniciar o processo de alta.

O que caracteriza a prontidão para a alta é uma mudança no estilo de trabalho do paciente. Ele já não busca tanto desenvolver novos estilos ou buscar novos conhecimentos. Limita-se mais a relatar, consultar e buscar afirmação. Outros indicativos são a resposta ao *stress* e também a capacidade de tomar decisões que integrem sentimentos, pensamentos e valores bem como disposição de assumir a responsabilidade por suas conseqüências.

Mesmo assim, segundo Lankford, o encerramento deve ser encarado como um processo e não como um fato isolado. Isto significa que após decidirem paciente e terapeuta que a alta é oportuna, torna-se necessário marcar uma data para o encerramento, deixando-se um prazo para trabalhá-lo.

Segundo Wolberg (1965), o critério do paciente e o do terapeuta para encerrar a psicoterapia deve ser diferente. O critério do terapeuta dependerá de que seus objetivos tenham sido alcançados. O do paciente dependerá dos seguintes fatores:

a) diminuição ou desaparecimento da ansiedade;

b) melhoria dos sintomas em geral;

c) aquisição de *insight* a respeito da origem de suas dificuldades (conflitos, padrões psicológicos, pessoas e mecanismos inadequados de luta);

d) compreensão do que é necessário para que consiga melhor adaptação e vontade de se orientar nessa direção;

e) maior tolerância à frustração e à privação;

f) maior domínio dos aspectos problemáticos do seu meio e vontade de aceitar as exigências essenciais que são feitas;

g) mudança em sua visão de vida;

h) capacidade de auto-observação e auto-relaxamento;

i) capacidade de terminar o tratamento.

Sifneos (1967) muito estranhamente aconselha a alta quando o paciente expressa satisfação ou quando deseja continuar o tratamento. Aldrich, citado por Small (1971), prefere uma alta prematura a um prolongamento injustificado da terapia, baseado na idéia de que, sendo a alta de fato prematura, o paciente poderá retornar depois. Segundo ele, a alta precoce do tratamento talvez deva ser assumida como um risco calculado, a ser empreendido quando os possíveis benefícios ultrapassam as deficiências em potencial.

2. Técnicas para lidar com o encerramento

No âmbito das terapias breves e diretivas, Bellak e Small (1965) aconselham fazer com que o paciente compreenda que a sua volta será bem aceita. A transferência positiva minimiza a sensação de rejeição e permite que o terapeuta seja retido pelo paciente como uma figura introjetada, benigna, motivando-o, dessa forma, "a continuar agindo bem por amor ao terapeuta". A disponibilidade deste é enfatizada, ao mesmo tempo que o paciente é instado a aplicar, por si mesmo, as lições aprendidas. Ser-lhe-á dito que ele se tornou melhor por ter aprendido a compreender alguns dos seus problemas, aconselhando-o a manter contato com o terapeuta antes que qualquer situação futura se torne incontrolável. Ajudar o paciente a antecipar os problemas futuros, que poderão surgir em conseqüência dos padrões de comportamento que ele reconheceu possuir, tende a reforçar o aprendizado realizado. A solicitação de um acompanhamento periódico por carta ou telefone mantém a transferência positiva e tranqüiliza o paciente quanto à disponibilidade do terapeuta.

Wolberg (1965) também prepara o paciente para a eventualidade de uma recaída e lhe dá uma responsabilidade de acompanhamento por meio de relatórios em intervalos de tempo determinados.

O mesmo autor (1967) recomenda que se lide com o encerramento de forma planejada e não ao acaso. Parte deste processo consiste na análise de qualquer aspecto de uma dependência obstrutiva, na relação terapeuta-paciente. O paciente é geralmente induzido a daí para a frente ele mesmo assumir a tarefa de investigar os seus problemas e a responsabilidade por seus planos e atividades. Os objetivos para os quais é encorajado são ligados à independência e à assertividade. Ele é preparado, durante o encerramento, para possíveis recaídas, e lembrado de que se algum dos seus sintomas voltar, ele pode retomar o processo de auto-entendimento numa psicoterapia.

É importante, todavia, contrastar os critérios de encerramento numa terapia breve e na psicanálise. Socarides, citado por Small (1971) observa que a psicoterapia breve deixa o paciente com a convicção de que possui um agente onipotente em seu terapeuta, pronto a ajudá-lo nos conflitos futuros, num constraste gritante com o objetivo psicanalítico de atingir a liberdade de qualquer elemento de autoridade.

Em síntese, nas terapias breves recomenda-se lidar com o encerramento da seguinte forma:
— mantendo-se a transferência positiva;
— colocando-se o terapeuta em disponibilidade para qualquer eventualidade futura;
— combinando-se um tipo de acompanhamento no período inicial após a alta, através de contatos telefônicos ou relatórios;
— analisando-se a dependência obstrutiva;
— apontando-se as melhoras obtidas pelo paciente;
— ensinando-o a dirigir-se por si só daí para a frente;
— passando-lhe a responsabilidade por sua própria vida e seus planos;
— estimulando-o para a independência e a assertividade.

Num tratamento psicanalítico é mais provável que a alta seja proposta pelo paciente do que pelo terapeuta. O terapeuta deve então proceder a análise dos motivos inconscientes e do contexto transferencial. Se, ainda assim, o pedido de alta por parte do paciente persistir e parecer legítimo, ele pode concordar. Dependendo da reação do paciente a essa concordância, o encerramento poderá se dar ou não. Se a reação evidenciar — como aventado por Kauff — uma problemática não resolvida durante o processo de separação-individuação, a terapia deverá prosseguir até resolvê-la. Achamos que esta forma de abordar a alta mesmo nas terapias mais breves possíveis é mais racional do que a proposta nas chamadas "terapias breves".

Resumo

Segundo Freud (1937), o encerramento em psicoterapia se dá quando terapeuta e paciente deixam de se encontrar para a sessão analítica.

Isto deveria ocorrer quando o paciente já se sentisse aliviado de seus sintomas, ansiedades e inibições, e o terapeuta concluísse que a conscientização havia sido satisfatória e a quantidade de resistências interiores superadas, suficiente.

Às vezes, a terapia, entretanto, não termina nessas condições, mas mesmo assim não deveria ser chamada de inacabada, no caso, e sim de incompleta.

O encerramento, como visto hoje em psicanálise e psicoterapia, é um processo (Kauff, 1977) e não um evento isolado. Como evento isolado ele desperta umas tantas emoções, muitas vezes negativas, ligadas à perda e à afronta ao narcisismo, tanto no paciente como no terapeuta. Como processo, ela faz emergir problemas ligados às vivências de separação-individuação na primeira infância (Mahler, 1975) que talvez não se tenham apresentado com suficiente intensidade durante o tratamento, antes que o encerramento fosse considerado. Por conseguinte, quando se opta pelo encerramento, em geral se toma um certo tempo para conduzi-lo, assim como qualquer outro processo em psicoterapia.

Há diferenças na literatura tanto quanto aos critérios que se utilizariam para encerrar o tratamento como quanto à forma de conduzi-lo.

Freud, na obra referida, abdica da possibilidade profilática da psicanálise, pois a experiência lhe mostra que alguns tantos casos, pressionados pelas circunstâncias externas, voltam a apresentar sintomas anos depois. Às vezes as causas já não são da mesma natureza. Refletem conflitos que estavam latentes na ocasião do tratamento e não houvera a possibilidade de transformá-los em atuais para tratá-los. Mas às vezes era também a mesma problemática que voltava a se manifestar anos depois. O instinto de morte seria provavelmente o principal obstáculo à obtenção de resultados cabais e definitivos (sem contar, às vezes, a preponderância de fatores constitucionais). Se ativado por determinadas circunstâncias de vida, tal instinto poderia voltar a debilitar e ego de modo a este mais uma vez ficar incapacitado de lidar com os impulsos censurados, voltando então a fazer uso da repressão.

Afirma Freud então que é inútil aguardar — para o término da análise — um momento em que nada mais restasse a ser feito, dito, interpretado ou analisado. Bastaria conduzir o paciente às condições em que se encontra qualquer indivíduo por assim dito "normal". Quanto mais se ajudasse o ego, alterado pelos mecanismos de defesa, a conseguir recursos mais criativos que tais defesas para lidar com os impulsos, mais se teria a possibilidade de reduzir o tempo de tratamento.

Freud, com estas constatações, não só mostrou que a psicanálise não traz a garantia de uma cura definitiva — como aliás nada em medicina traz, nem mesmo a cirurgia —, mas também só deixou como critério de encerramento patente e determinável, o do ponto de vista do paciente, centrado basicamente no alívio dos sintomas. Do ponto de vista do analista, o critério é relativo. A pergunta que fica não devidamente respondida é a seguinte: em que momento o terapeuta poderia dizer que o paciente já se conscientizou o suficiente e já superou resistências o bastante?

Isto talvez tenha contribuído para gerar duas tendências, aparentemente antagônicas em psicoterapia: as terapias breves, que preferem encerrar o processo quando o paciente já foi aliviado de seus sintomas e as assim chamadas "profundas" com ênfase na conscientização e na superação de resistências. Esta última dá margem a uma série de discussões, fazendo com que cada autor estabeleça critérios diferentes de alta.

Mas, de um modo geral, considera-se essencial que o impulso cuja repressão causava os sintomas seja integrado no ego. Não só é importante que o paciente conscientize a sua representação no aparelho psíquico, mas também é necessário que o torne autônomo, capaz de propiciar a gratificação necessária.

Outro aspecto importante é a tendência necessária a tratar a alta como um processo e não como um fator isolado.

REFERÊNCIAS BIBLIOGRÁFICAS

Adler, G. (1979). *Dynamics of the self.* Londres: Conventure.
Aufreiter, J. (1960). Psychoanalysis and Consciousness. *International Journal of Psychoanalysis*, vol 41 (415), pp. 335-340.
Balint, M. y Balint, E. (1966). *Tecnicas Psicoterapicas en Medicina.* México: Siglo XXI Editores.
Baum, O. E. e Felzer, S. B. (1964). Activity in initial interviews with low-class patients. *Archives General Psychiatry*, vol. 10, pp. 345-353.
Bellak, L. e Small, L. (1965). *Emergency psychotherapy and brief psychotherapy.* Nova York: Grove Press Inc.
Berne, E., Starrels, R. J. e Trinchero A. (1960). Leadership hunger in a Therapy Group. *Archives General Psychiatry*, vol. 2, pp.75-80.
Berne, E. (1961). *Análise Transacional em Psicoterapia.* São Paulo: Summus Editorial.
Berne, E. (1971). *Sex in human loving.* Nova York: Grove Press Inc.
Beyme, F. (1968). Assimilating anxiety dreams in guided active imagery. *Folia Psychopráctica Roche*, n. 26.
Bibring, E. (1969). The development and problems of the theory of instincts. *International Journal of Psychoanalysis,* vol. 50, pp. 293-308.
Bion, W. R. (1959). *Experiences in groups and other papers.* Nova York: Basic Books.
Byington, C. (1987). *Dimensões simbólicas da personalidade.* São Paulo: Editora Ática.
Byington, C. (1987). *Desenvolvimento da personalidade: símbolos e arquétipos.* São Paulo: Editora Ática.
Byngton, C. (1987). A ciência simbólica, epistemológica e arquétipo: uma síntese holística da busca de conhecimentos objetivos e esotéricos. *Junguiana. Revista Brasileira de Psicologia Analítica*, n.º 5, pp. 5-25.
Byington, C. (1988). *A influência cultural na obra de Jung.* São Paulo: Escola Paulista de Medicina (série de palestras gravadas, de propriedade da Sociedade Brasileira de Psicologia Analítica, à disposição para consultas).
Byington, C. (1988). *Persona e sombra.* São Paulo: Editora Ática.

Bowlby, J. (1969). Attachment. Em *Attachment and loss,* vol. 1. Middlesex, Inglaterra: Penguin Books.
Bowlby, J. (1971). Separation: Anxiety and anger. Em *Attachment and loss,* vol. 2. Middlesex, Inglaterra: Penguin Books.
Cann, D. R. e Donderi, D. C. (1986). Junguian personality typology and the recall of everyday and archetypal dreams. *Journal of Personality and Social Psychology,* 50, n? 5.
Caracushansky, S. R. (1972). Ordem de nascimento e alguns aspectos do comportamento avaliados através de estórias a completar. Tese de doutoramento. Instituto de Psicologia da USP (Biblioteca).
Caracushansky, S. R. (1980). Self-actualization and cure. *Transactional Analysis Journal,* vol. 10, n. 4.
Caracushansky, S. R., em co-autoria com Hersey, P. e Angelini, A. L. (1982). The impact of situational leadership and classroom structure on learning effectiveness. *Group and Organization Studies,* vol. 7., n. 2. California & Londres: Sage Publications.
Caracunshansky, S. R. (1980). *O diário de uma adolescente. Psicanálise de um caso crítico.* Petrópolis: Editora Vozes.
Caracunshansky. S. R. (1988). *Vínculos e Mitos: Uma Introdução à Mitanálise.* São Paulo: Editora Ágora.
Caracunshansky, S. R. (1990). A teoria das funções psíquicas e a terapia focal junguiana. São Paulo: Tese de Livre Docência apresentada à Universidade de São Paulo.
Caracunshansky, S. R. (1990). Agarrar-se ou deixar ir. *Boletim de Psicologia da USP,* n? 2 (no prelo).
Clarus, I. (1986). You die in order to live: mythology of the ancient Egyptians from a psychological viewpoint. Resumo publicado no *International Abstracts of Analytical Psychology.* Chicago: Junguian Institute.
Coleman, M. D. (1960). Methods of psychotherapy: emergency psychotherapy. Em *Progress in Psychotherapy* de Masserman e Moreno. Nova York: Grune and Straton.
Courtenay, M. (1968). *Sexual discord in marriage.* Londres: Tavistock Pub. Cox, M. (1978). *Structuring the therapeutic process.* Oxford, Nova York, Toronto, Sidney, Paris, Frankfurt: Pergamon Press.
Erikson, E. H. (1958). *Identity: youth and crisis.* U.S.A: Northon & Co.
Erkstrom (1988). *Journal of Analytical Psichology.*
Federn, P. (1950). *Ego psychology and the psychoses.* Nova York: Grune and Strattion.
Fennichel, O. (1954). Brief psychotherapy. Em *The collected papers of Otto Fennichel.* Nova York: Northon & Co.
Freud, A. (1951). Connection between the states of negativism and emotional surrender. *International Journal Psychoanalysis,* vol. 33, 1952.
Freud, A. (1965). Normality and pathology in childhood: assessment of development. Em *The writings of Anna Freud,* vol. 6. Nova York: International Universities Press.
Freud, S. & Breuer (1895). Estudos sobre a histeria. Em *Obras completas de Freud.* Rio de Janeiro: Editora Delta.
Freud, S. *Obras Completas.* Rio de Janeiro: Editora Delta.
— (1896) *A etiologia da histeria.* vol. I, p. 241.
— (1900). *Interpretação dos sonhos.* vols. 2 e 3.
— (1912a) *Conselhos ao médico para o tratamento psicanalítico.* vol. 6, p. 539.
— (1912b) *A dinâmica da transferência.* vol. 6, p. 527.
— (1912c) *Totem e tabu.* vol. 7, p. 361.
— (1912d) *O emprego da interpretação dos sonhos na psicanálise.* vol. 6, p. 519.
— (1914) *Recordar-se, repetir, elaborar.* vol. 6, p. 583.
— (1915) *Instintos e vicissitudes.*
— (1917) *Introdução à psicanálise.* vol. 8.
— (1920) *Mais além do princípio do prazer, vol. 5, p. 509.*
— (1923a) *O ego e o id.* vol. 6, p. 177.
— (1923b) *A organização genital infantil.* vol. 6, p. 171.
— (1924) *O fim do complexo de Édipo.* vol. 6, p. 337.
— (1925a) *Algumas conseqüências psíquicas da diferença anatômica dos sexos.*
— (1925b) *Inibição, sintoma e angústia,* vol. 6, p. 225.
— (1927) *Futuro de uma ilusão.* vol. 6, p. 313.
Freud, S. (1937). *Análise terminável e interminável.* Edição Standard das Obras Completas de Sigmund Freud, vol. 23. Rio de Janeiro: Editora Imago.
Fordham, M. (1972). Note on psychological types. *Journal of Analytical Psychology,* 17:2, pp.111-145.

Gad, I. (1986). Hephaestus: Model of New Age masculinity. *Quadrant 19*, n.º 2.
Gellert, S. O. (1975). How to reach early scenes and decisions by dream work. *Transactional Analysis Journal*, vol. 5, n. 4, pp. 411-414.
Glover, E. (1931). The therapeutic effect of inexact interpretations: a contribution to the theory of suggestion. *International Journal of Psychoanalysis*. vol. XII, pp. 397-411.
Greenspan, S. I. (1981). *Psychopathology and adaptation in infancy and early childhood; principles of clinical diagnosis and preventive intervention.* Nova York: International Universities Press.
Henderson, J. L. (1964). Ancient myths and modern man. Em *Man and His Symbols*. Nova York: Dell Publishing Co.
Hillman, J. (1970). *The feeling function.* Nova York: Spring Publications.
Holloway, W. H. (1976). TA: an integrative view. In. *TA after Eric Berne,* San Francisco: Harper and Row.
Holloway, W. H. (1980). Cure, a lure. *Transactional Analysis Journal*. vol. 10, n.º 2, pp. 140-142.
Jones, E. (1958). *La vie et l'oeuvre de Sigmund Freud.* Paris: P.U.F.
Jung, C. G. (1921). *Tipos psicológicos.* Rio de Janeiro: Zahar Editores.
Jung, C. G. *Obras Completas.* Petrópolis: Editora Vozes.
— (1916) *O Eu e o inconsciente*, vol. VII/2.
— (1912) *Psicologia do insconciente*, vol. VII/1.
— (1943) *Fundamentos de psicologia analítica*, vol. XIII/1.
— (1948) *A energia psíquica*, vol. VIII/I.
— (1954) *Mysterium coniunctionis.*
Jung, C. G. (1934). On the practical use of dream analysis. *Collected Works.* vol. XVI, pp. 139-161. Londres: Rutledge & Kogan.
Jung, C. G. (1960). *Psicologia de la Transferencia.* Buenos Aires: Paidós (1972).
Kaffman, M. (1963). Short term family therapy. *Family Process 2:* pp. 216-234.
Kast, V. (1986b). *Fairy tales as therapy.* Olten: Walter Verlag.
Kast, V. (1986a). *Sysiphys: the old stone, a new way.* Kreuz-Verlag
Kast, V. (1986c) *Dream-image desert: Experiencing the borderlines of our lives.* Olten: Walter Verlag
Klein, M. (1923). Early analysis. Em *Love, Guilt, Reparation and Other Works,* Nova York: Dell. Co.
Klein, M. (1932). *Psicanálise da criança.* São Paulo: Mestre Jou.
Klein, M. (1945). The Oedipus Complex in light of early anxieties. Em *Love, Guilt, Reparation and Other Works.* Nova York: Dell Co.
Klein, M. (1948). *Contribuições à psicanálise.* São Paulo: Mestre Jou.
Kris, E. B. (1960). Intensive short-term treatment in a day care facility for the prevention of rehospitalization of patients in the community showing recurrence of psychotic symptoms. *Psychiatric Quarterly 34:* 83-88.
Lankford, V. (1980). Termination: how to enrich the process. *Transactional Analysis Journal.* v. 10, n. 2, pp. 175-177.
Laplanche, J. e Pontalis, J. B. (1970). *Vocabulário da Psicanálise.* Lisboa: Moraes Editora.
Ledermann, R. (1986). Pathological sexuality and paucy of symbolization in narcissistic disorder. *Journal of Analytical Psychology 31,* n.º 1.
Lester, E. P. (1968). Brief psychotherapies in child psychiatry. *Canad. Psychiatr. Assoc. J.* 13, pp. 301-309.
Loewenstein, R. (1940). The vital or somatic instincts. *Int. Journ. of Psychoanalysis,* v. 31, p. 4.
Loomis, M. e Singer, J. (1980). Testing the bipolar assumption in Jung's typoloy. *Journal of Analytical Psychology 25:* 4, pp. 335-61.
Maffei, G. (1986). *The languages of the psyche.* Bompiani, 1986.
Mahler, M. S. (1971). A study of separation-individuation process and its possible application to borderline phenomena. *The Psychoanalytic Study of the Child.* vol. XXVI.

Mahler, M. S., Pine, F. e Bergman, A. (1975). *O nascimento psicológico da criança: simbiose e individuação*. Rio de Janeiro: Zahar Editores.

Malan, D. H. (1963). *A study of brief psychotherapy*. Londres: Tavistock Pub.

Mattoon, M. A. (1986). Junguian analysis. Em *Psychotherapist's Casebook*, compilado por Kutash & Wolf. San Francisco: Jossey Bass.

McGee, T. F. (1974). Therapist termination in group psychotherapy. *International Journal of Group Psychotherapy*, vol. 24, p. 3-12.

McGuire, M. T. (1965). The process of short-term insight psychotherapy I: content, expectation and structure. *Journal of Mental Nervous Disorders*, 141, pp. 219-230.

Meira Pena, J. O. (1983). O sonho de Descartes. Junguiana. *Revista Brasileira de Psicologia Analítica*, pp. 64-71.

Melsohn, I. (1958). Métodos de Objetivação em Psicanálise, Trabalho apresentado ao II.° Congresso Brasileiro de Psicanálise, S. Paulo.

Metzner, R. *et al.* (1981). Towards a reformulation of the typology of functions. *Journal of Analytical Psychology 23:3*, pp. 226-30.

Miller, L. C. (1965). Short-term therapy with adolescents. Em *Crisis Interventions*. (Ed. H. J. Parade). Nova York: Family Service Association of America.

Mindell, A. (1987). *Trabalhando com o Corpo Onírico*. São Paulo: Summus Editorial (no prelo).

Novey, S. (1957). A re-evaluation of certain aspects of the theory of instinctual drives in the light of modern ego psychology. *International Journal of Psychoanalysis*, vol. 38, p. 137-145.

Petot, J. M. (1979). *Melanie Klein: Premières decouvertes et premier système: 1919-1923*. Paris: Bordos.

Perry, J. W. (1976). *The roots of renewal in myths and madness*. San Francisco: Jossey Bass Pub.

Racker, H. (1960). *Estudios sobre la técnica psicoanalítica*. B. Aires: Paidós.

Reich, A. (1950). *Psychoanalytic contributions*. New York: International Universities Press, pp. 121-136.

Resende de Lima, O. (1986). *Psicose*. São Paulo: Sarvier.

Resende de Lima, O. (1988). Rumos da psicanálise. Jornada Brasileira de Psicoterapia de Ribeirão Preto (apostila).

Roiphe, H. (1967). Toward an integrated psychoanalytic physiological theory of psychosomatic disorders. *Psycho-Analytic Quarterly*, p. 152.

Rosembaum, C. P. (1964). Events of early therapy and brief therapy. *Archives of General Psychiatry*, 10, pp. 506-512.

Samuels, A. (1985). *Jung e os pós-junguianos*. Rio de Janeiro: Editora Imago.

Segall, H. (1966). *Introdução à obra de Melanie Klein*. São Paulo: Cia. Editora Nacional.

Sifneos, P. E. (1967). Two different kinds of psychotherapy of short duration. *American Journal Psychiatry*, 123, 1069.

Skinner, B. F. (1929). *Ciência e comportamento humano*. Brasília: Editora Universidade de Brasília e FUNBEC.

Small, L. (1971). *As psicoterapias breves*. Rio de Janeiro: Editora Imago.

Solié, P. (1986). *A mitanálise junguiana*. São Paulo: Editora Nobel.

Spitz, R. (1957). *O não e o sim: a gênese da comunicação humana*. São Paulo: Martins Fontes Editora.

Steiner, C. & Cassidy, W. (1969). Therapeutic contracts in group treatment. *Transactional Analysis Bulletin*, v. 30, n. 8, pp. 29-30.

Stekel, W. (1950). *Technique of analytical psychology*. Londres: Boddley Head.

Sterba, R. e Langer, M. (1960). *Teoria psicoanalitica de la libido*. Buenos Aires: Paidós.

Storr, A. (1975) *Jung*. Londres: Fontana.

Strupp, H. H. (1975). Psychoanalysis, "Focal Psychotherapy", and the nature of the therapeutic influence. *Archives General Psychiatry*, vol. 32, pp. 127-135.

Trinca, W. (1983). *O pensamento clínico em diagnóstico de personalidade*. Petrópolis: Vozes.

Trinca, W. e colaboradores (1984). Diagnóstico clínico. Em *Temas de Psicologia Básica*. Coordenação: C. R. Rappaport. São Paulo: Editora Pedagógica Universitária.

Trinca, W. (1988). *A arte interior do psicanalista*. São Paulo: Editora Pedagógica Universitária e Editora da Universidade de São Paulo.

Von Franz, M. L. (1971). A função inferior. Em "Palestras sobre a tipologia de Jung". New York: Spring (tradução em apostila da Sociedade Brasileira de Psicologia Analítica).

Winnicott, D. W. (1965). *The family and individual development*. Londres: Tavistock Pub.

Wolberg, L. R. (1965). *Short term psychotherapy*. Nova York: Grune & Stratton.

Wolberg, L. R. (1967). *The technique of psychotherapy*. Nova York: Grune & Stratton.

Wolk, R. L. (1967). The kernel interview. *Journal of the Long Island Consultation Center*, vol. 5, n. 1.

Wolpe, J. e Lazarus, A. A. (1966). *Behavioral therapy techniques*. Oxford: Pergamon Press.

Woollams, S.J. (1980). Cure. *Transactional Analysis Journal,* vol. 10, n. 2, pp. 115-117.

NOVAS BUSCAS EM PSICOTERAPIA
VOLUMES PUBLICADOS

1. *Tornar-se Presente — Experimentos de crescimento em Gestalt-Terapia* — John O. Stevens.
2. *Gestalt-Terapia Explicada* — Frederick S. Perls.
3. *Isto é Gestalt* — John O. Stevens (org.).
4. *O Corpo em Terapia — A abordagem bioenergética* — Alexander Lowen.
5. *Consciência pelo Movimento* — Moshe Feldenkrais.
6. *Não Apresse o Rio (Ele corre sozinho)* — Barry Stevens.
7. *Escarafunchando Fritz — Dentro e Fora da Lata de Lixo* — Frederick S. Perls.
8. *Caso Nora — Consciência corporal como fator terapêutico* — Moshe Feldenkrais.
9. *Na Noite Passada Eu Sonhei...* — Medard Boss.
10. *Expansão e Recolhimento — A essência do t'ai chi* — Al Chung-liang Huang.
11. *O Corpo Traído* — Alexander Lowen.
12. *Descobrindo Crianças — A abordagem gestáltica com crianças e adolescentes* — Violet Oaklander.
13. *O Labirinto Humano — Causas do bloqueio da energia sexual* — Elsworth F. Baker.
14. *O Psicodrama — Aplicações da técnica psicodramática* — Dalmiro M. Bustos e colaboradores.
15. *Bioenergética* — Alexander Lowen.
16. *Os Sonhos e o Desenvolvimento da Personalidade* — Ernest Lawrence Rossi.
17. *Sapos em Príncipes — Programação neurolingüística* — Richard Bandler e John Grinder.
18. *As Psicoterapias Hoje — Algumas abordagens* — Ieda Porchat (org.)
19. *O Corpo em Depressão — As bases biológicas da fé e da realidade* — Alexander Lowen.
20. *Fundamentos do Psicadrama* — J. L. Moreno.
21. *Atravessando — Passagens em psicoterapia* — Richard Bandler e John Grinder.
22. *Gestalt e Grupos — Uma perspectiva sistêmica* — Therese A. Tellegen.
23. *A Formação Profissional do Psicoterapeuta* — Elenir Rosa Golin Cardoso.
24. *Gestalt-Terapia: Refazendo um Caminho* — Jorge Ponciano Ribeiro.
25. *Jung* — Elie J. Humbert.

26. *Ser Terapeuta — Depoimentos* — Ieda Porchat e Paulo Barros (orgs.)
27. *Resignificando — Programação neurolingüística e a transformação do significado* — Richard Bandler e John Grinder.
28. *Ida Rolf fala sobre Rolfing e a Realidade Física* — Rosemary Feitis (org.)
29. *Terapia Familiar Breve* — Steve de Shazer.
30. *Corpo Virtual — Reflexões sobre a clínica psicoterápica* — Carlos R. Briganti.
31. *Terapia Familiar e de Casal — Introdução às abordagens sistêmica e psicanalítica* — Vera L. Lamanno Calil.
32. *Usando sua Mente — As coisas que você não sabe que não sabe* — Richard Bandler.
33. *Wilhelm Reich e a Orgonomia* — Ola Raknes.
34. *Tocar — O Significado humano da pele* — Ashley Montagu.
35. *Vida e Movimento* — Moshe Feldenkrais.
36. *O Corpo Revela — Um guia para a leitura corporal* — Ron Kurtz e Hector Prestera.
37. *Corpo Sofrido e Mal-Amado — As experiências da mulher com o próprio corpo* — Lucy Penna.
38. *Sol da Terra — O uso do barro em psicoterapia* — Álvaro de Pinheiro Gouvêa.
39. *O Corpo Onírico — O papel do corpo no revelar do si-mesmo* — Arnold Mindell.
40. *A terapia mais breve possível — Avanços em práticas psicanalíticas* — Sophia Rozzanna Caracushansky.
41. *Trabalhando com o corpo onírico* — Arnold Mindell.
42. *Terapia de vida passada* — Livio Tulio Pincherle (org.).
43. *O caminho do Rio — a ciência do processo do corpo onírico* — Arnold Mindell.
44. *Terapia Não-Convencional — as técnicas psiquiátricas de Milton H. Erickson* — Jay Haley.
45. *O Fio das Palavras — um estudo de psicoterapia existencial* — Luiz A.G. Cancello.
46. *O Corpo Onírico nos Relacionamentos* — Arnold Mindell.
47. *Padrões de distresse — Agressões emocionais e forma humana* — Stanley Keleman.
48. *Imagens do Self — O processo terapêutico na caixa-de-areia* — Estelle L. Weinrib.
49. *Um e um são três — O casal se auto-revela* — Philippe Caillé
50. *Narciso, a bruxa, o terapeuta elefante e outras histórias psi* — Paulo Barros
51. O *Dilema da Psicologia — o olhar de um psicólogo sobre sua complicada profissão* — Lawrence LeShan
52. *Trabalho corporal intuitivo — Uma abordagem Reichiana* — Loil Neidhoefer
53. *Cem anos de psicoterapia... — e o mundo está cada vez pior* — James Hillman e Michael Ventura.
54. *Saúde e Plenitude: um caminho para o ser* — Roberto Crema.
55. *Arteterapia para famílias — abordagens integrativas* — Shirley Riley e Cathy A. Malchiodi.
56. *Luto — Estudos sobre a perda na vida adulta* — Colin Murray Parkes.
57. *O Despertar do Tigre — curando o trauma* — Peter A. Levine com Ann Frederick.
58. *Dor — um estudo multidisciplinar* — Maria Margarida M. J. de Carvalho (org.).
59. *Terapia familiar em transformação* — Mony Elkaïm (org.).
60. *Luto materno e psicoterapia breve* — Neli Klix Freitas.
61. *A busca da elegância em psicoterapia — Uma abordagem gestática com casais, famílias e sistemas íntimos* — Joseph C. Zinker.

———————— dobre aqui ————————

ISR 40-2146/83
UP AC CENTRAL
DR/São Paulo

CARTA RESPOSTA
NÃO É NECESSÁRIO SELAR

O selo será pago por

summus editorial

05999-999 São Paulo-SP

———————— dobre aqui ————————

A TERAPIA MAIS BREVE POSSÍVEL

recorte aqui

summus editorial
CADASTRO PARA MALA DIRETA

Recorte ou reproduza esta ficha de cadastro, envie completamente preenchida por correio ou fax, e receba informações atualizadas sobre nossos livros.

Nome: _____ Empresa: _____
Endereço: ☐ Res. ☐ Coml. _____ Bairro: _____
CEP: _____ - _____ Cidade: _____ Estado: _____ Tel.: ( ) _____
Fax: ( ) _____ E-mail: _____ Data de nascimento: _____
Profissão: _____ Professor? ☐ Sim ☐ Não Disciplina: _____

1. Você compra livros:
☐ Livrarias   ☐ Feiras
☐ Telefone   ☐ Correios
☐ Internet   ☐ Outros. Especificar: _____

2. Onde você comprou este livro? _____

3. Você busca informações para adquirir livros:
☐ Jornais   ☐ Amigos
☐ Revistas   ☐ Internet
☐ Professores   ☐ Outros. Especificar: _____

4. Áreas de interesse:
☐ Educação   ☐ Administração, RH
☐ Psicologia   ☐ Comunicação
☐ Corpo, Movimento, Saúde   ☐ Literatura, Poesia, Ensaios
☐ Comportamento   ☐ Viagens, *Hobby*, Lazer
☐ PNL (Programação Neurolingüística)

5. Nestas áreas, alguma sugestão para novos títulos? _____

6. Gostaria de receber o catálogo da editora? ☐ Sim ☐ Não

7. Gostaria de receber o Informativo Summus? ☐ Sim ☐ Não

Indique um amigo que gostaria de receber a nossa mala direta

Nome: _____ Empresa: _____
Endereço: ☐ Res. ☐ Coml. _____ Bairro: _____
CEP: _____ - _____ Cidade: _____ Estado: _____ Tel.: ( ) _____
Fax: ( ) _____ E-mail: _____ Data de nascimento: _____
Profissão: _____ Professor? ☐ Sim ☐ Não Disciplina: _____

summus editorial
Rua Itapicuru, 613 – 7º andar 05006-000 São Paulo - SP Brasil Tel.: (11) 3872 3322 Fax: (11) 3872 7476
Internet: http://www.summus.com.br   e-mail: summus@summus.com.br

cole aqui